Lohmann

Detox für Eilige

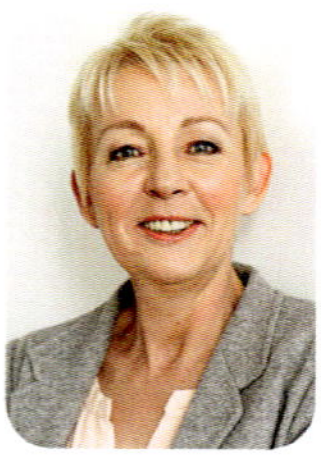

Maria Lohmann ist Heilpraktikerin, Medizinjournalistin und Buchautorin. Schwerpunkt ihrer Tätigkeit ist seit über 25 Jahren die Naturheilkunde einschließlich gesunder Ernährung. Einen wesentlichen Gesundheitsfaktor sieht sie im Gleichgewicht des Säure-Basen-Haushalts. Aus ihrem eigenen turbulenten Berufs- und Familienleben weiß sie, wie schnell sich ein Säureüberschuss im Körper einschleichen kann. Mit diesem Buch liefert sie die besten Strategien und Tipps, wie Sie Ihre Balance auch im stressigen Alltag schnell wiederherstellen können.

Maria Lohmann

Detox für Eilige

Soforthilfe & Express-Rezepte

TRIAS

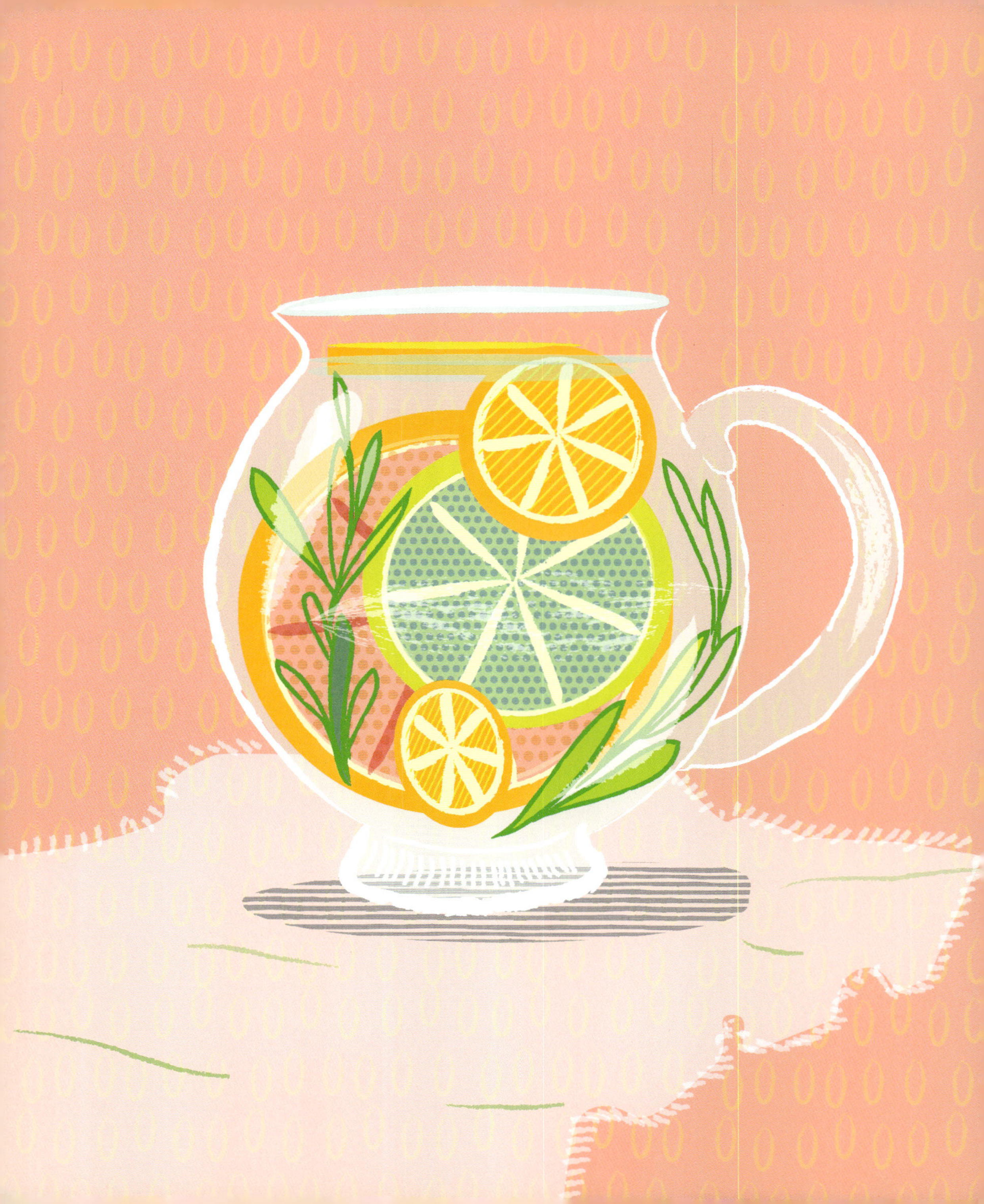

Detox leicht und schnell

10 Warum entgiften und entsäuern?

11 Detox im Lichte der Wissenschaft
12 Warum wir »sauer« werden
16 Wie man Übersäuerung erkennt
16 Das Säure-Maß: der pH-Wert
19 Was tun bei Übersäuerung?
20 FAQs zum Detoxen für Eilige

22 Detoxen – der ganze Körper spielt mit

22 Die Nieren – unsere Kläranlage
23 Über die Lunge Giftstoffe abatmen
23 Unsere Leber ist ein wahrer Detox-Held
25 Bauchspeicheldrüse und Milz
26 Darmgesundheit und Detoxen
28 Bitterstoffe sind bitter nötig
29 Ballaststoffe sind Super-Detoxer
31 Labsal für den Darm: milchsaures Gemüse
31 Den Lymphfluss in Schwung bringen
32 Haut: beim Schwitzen entgiften

34 1, 2, 3 – detox!

34 Detox-Allrounder, die ruckzuck entsäuern
36 Acht fantastische Schnell-Entgifter
40 Detox-Schutzschild für den Darm
40 Saturday-Night-Detox
40 Mein Detox-Sonntag
42 Tagesplan für ein paar Detox-Tage
44 So wirds besser
44 So wird's basischer – einfache Tipps
47 Lecker detoxen mit Gewürzen
48 Detox-Getränke

Schnelle Detox-Rezepte

56 Die 8 besten Express-Kartoffel-Rezepte
62 Die 8 besten Detox-Smoothies und -Drinks
66 Schnelle leckere Kohl-Rezepte
70 Die besten Detox-to-go-Rezepte
76 Fürs Büro: Detox-Salate mit Obst und Gemüse
80 Express-Basen-Suppen
84 Super-schnelle Detox-Snacks

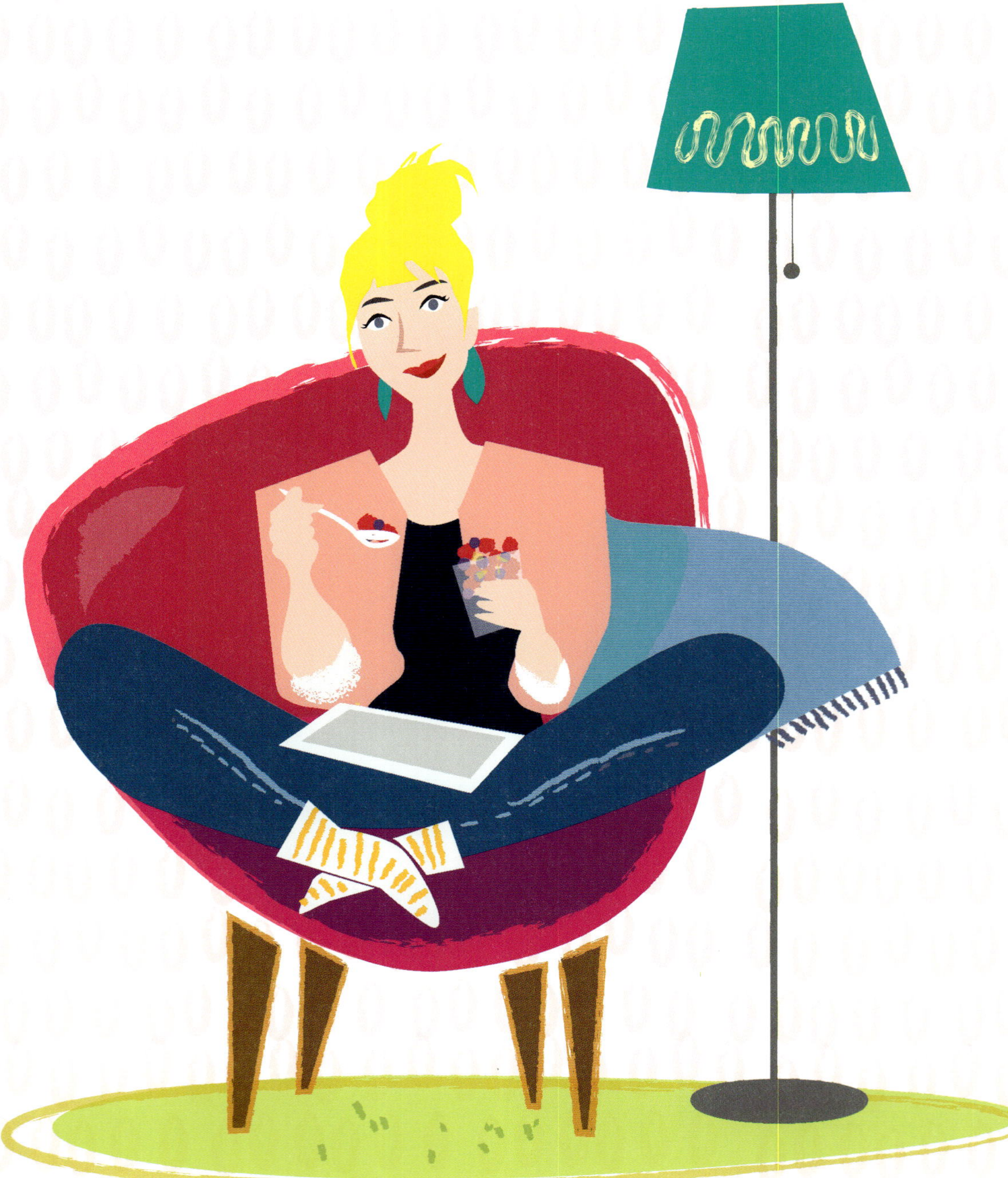

Ready to detox?

Alle Welt redet von Detox (Entgiftung) und Entsäuerung. Schlacken und Säuren gelten neuerdings als Bad Boys – und waren doch bis vor Kurzem eine von der wissenschaftlichen Forschung belächelte und von der Hand gewiesene Thematik. Schlacken existierten angeblich gar nicht. Mittlerweile sind sie nachgewiesen!

Reinigung und Entgiftung wünschen sich unsere Zellen tatsächlich. Sie möchten ungehindert arbeiten, gesunde Nährstoffe verarbeiten, den Körper mit Basen und Vitalstoffen fluten. Haben sich zu viele belastende Stoffe und Säuren im Körper angesammelt, ist die produktive Arbeit der Zellen erschwert und sie müssen sich gegen einen Berg von Schlacken und Säuren stemmen. Wie Sie selbst erkennen können, ob der Säuren-Basen-Haushalt und die Detox-Leistung aus der Balance geraten sind und was man dagegen tun kann, erfahren Sie in diesem Buch. So sind es tatsächlich oft kleine Dinge, die bei der Entgiftung und Entsäuerung schnell und effektiv etwas bewirken.

Wer entgiftet, fühlt sich danach wohler. Mit meinem nicht kommerziellen Express-Detox braucht man keinen Einlauf zu machen, keinen Sonderurlaub zu nehmen oder sich besonders zu schonen. Auch keine spartanischen Maßnahmen oder kurzlebigen Trends sind erforderlich, um erfolgreich mit diesem Buch zu sein. Hier finden Sie praktische Tipps, wie man Detox gut im Alltag unterbringt – für Leichtigkeit und Wohlbefinden jederzeit und überall.

München im November 2017
Maria Lohmann

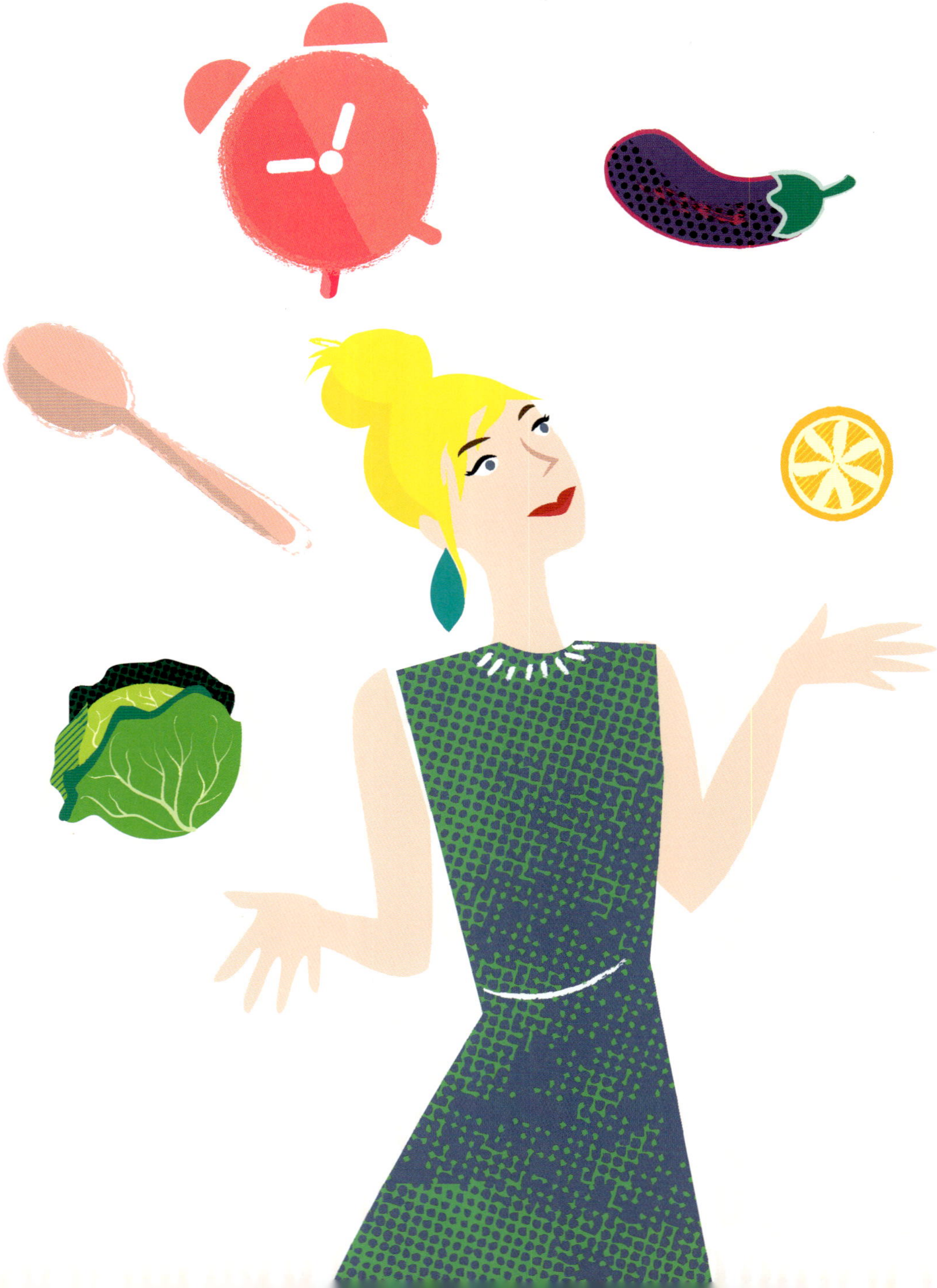

Detox
leicht und schnell

Warum entgiften und entsäuern?

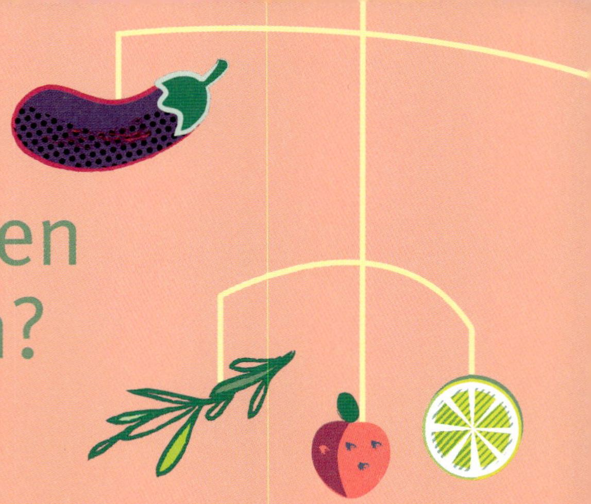

In Zeiten starker Belastungen durch Stress, Umwelt und Ernährung werden Detox (von englisch Detoxification, steht für Entgiften – innerlich und äußerlich) und ein ausgeglichener Säure-Basen-Haushalt immer wichtiger, um gesund und vital zu bleiben. Bei vielen Detox-Methoden wird den Anwendern einiges abverlangt; oft sind diese nicht alltagstauglich oder sehr aufwendig. Manchmal wird man bei Detox-Programmen von Hungergefühlen geplagt, bekommt miese Laune oder es schmeckt einfach nicht. Hinzu kommt: Detox wird immer kommerzieller.

Es gibt Zeiten, da hat man anderes im Sinne als ein umfangreiches Detox-Programm. Sie möchten entgiften, entsäuern und ausleiten – allerdings schnell und ohne riesigen Aufwand? Das Detox-Food soll außerdem gut schmecken, ohne dass Sie dafür lange in der Küche stehen? Ist das zu viel verlangt? Nicht bei diesem Buch. Denn das ist ja das Spannende daran: Man braucht keine Vorbereitung, keinen Einkaufskorb mit ausgefallenen Lebensmitteln. Und: Weil die Entgiftungsphasen kurz sind, gibt es auch keine Rückschläge, die einem mental runterziehen. Denn wer entgiften und entsäuern will, sollte eines vermeiden, und das ist Stress. Deshalb findet man in diesem Buch auch keine Handlungsanweisungen oder Aufforderungen mit Ausrufezeichen oder Sätze mit »Sie sollten …«

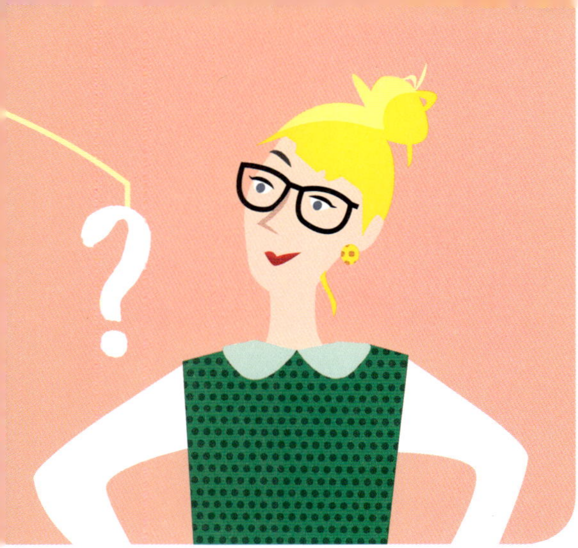

Denn das macht ja auch wiederum Stress und schlechte Laune.

» *Wer regelmäßig entgiftet und entsäuert, stärkt damit die Mitochondrien. Das sind die Mini-Kraftwerke der Zellen, diese liefern Energie und machen leistungsfähiger.* «

Detox im Lichte der Wissenschaft

Vorbei sind die Zeiten, in denen sich die Naturheilkunde und die Schulmedizin über Säure-Basen-Haushalt, Entschlackung und Entgiftung unversöhnlich stritten. Auf dem »Gibt-es-nicht-Index« standen Schlacken, Übersäuerung und gestörte Darmflora. Ganzheitliche Methoden wie Detox und Darmsanierung standen unter Blödsinn-Verdacht. Heute weiß man es besser – Schlacken und Übersäuerung gibt es wirklich!

2016 bekam sogar der japanische Forscher Yoshinori Ohsumi den Medizin-Nobelpreis für den Nachweis der Autophagie (= Müllabfuhr in den Zellen). Vereinfacht ausgedrückt, handelt es sich dabei um einen Reinigungsplan in den Zellen: Alles, was die Zelle nicht mehr gebrauchen kann (»zellulärer Schrott«), kann sie selbst verdauen und die Bausteine wieder für Neues verwenden. Der Mechanismus sorgt dafür, dass die Zellen tagtäglich schädliche oder alte Bestandteile, wie schadhafte Mitochondrien, aussortieren und sich quasi verjüngen.

Was den Prozess der Autophagie hemmt, sind größere Blutzuckerschwankungen am Tag und eine damit verbundene Insulinausschüttung. Mit anderen Worten: Längere Essenspausen sind ein guter Motor für die körpereigene Müllentsorgung; der Prozess der Autophagie setzt erst nach mehreren Stunden ein. Tierisches Eiweiß, auch Kuhmilch, hemmt ebenfalls den Prozess der Autophagie, pflanzliches Protein regt hingegen die Selbstreinigung an. Der körpereigene Stoff Spermidin spielt eine zentrale Rolle dabei, die körpereigene Müllbeseitigung anzukurbeln. Im Alter nimmt die Spermidin-Konzentration im Körper ab, größere Mengen finden sich in Pflanzen wie Sojabohnen, Weizenkeimen, Äpfeln und Grapefruits.

Übrigens gehen Detoxen und Darmgesundheit oft Hand in Hand. Zahlreiche Studien belegen mittlerweile, dass Darmbakterien nicht nur unsere engen Verbündeten sind, wenn es um unsere Gesundheit allgemein geht, sondern auch, um zu entgiften bzw. sich selbst zu reinigen. Darmbakterien helfen bei der Verdauung, produzieren Vitamine, ernähren die Darmschleimhaut, bekämpfen schädliche Keime und trainieren das Abwehrsystem. Im nächsten Kapitel gehen wir noch etwas näher darauf ein.

Warum wir »sauer« werden

Die Übersäuerung des Organismus ist meist auf einen übermäßigen Konsum säureproduzierender Lebensmittel zurückzuführen: tierische Eiweiße, wie sie in Fleisch, Eiern und Fisch enthalten sind. Auch Zucker und Konservennahrung werden beim Stoffwechsel in Säuren umgewandelt. Hinzu kommen Umweltbelastungen, Medikamente, Antibiotika und Zeitdruck. Dauerstress verstärkt eindeutig die saure Stoffwechsellage, weil vermehrt basische Mineralstoffe wie Magnesium verbraucht werden.

- Zu viel Zucker (Glukose, Mehlprodukte) ⇨ Gärung ⇨ Methanol ⇨ Belastung der Leber
- Zu viel Eiweiß (Fleisch, Fisch, Wurst, Eier) ⇨ Fäulnisbildung ⇨ Darmbelastung

Bei Überlastung ist der Körper gezwungen, überschüssige Säuren und Stoffwechselrückstände im Bindegewebe und Fettgewebe als »Sondermüll« zu parken. Die Folge ist eine Gewebeübersäuerung (latente Azidose). Das beeinträchtigt die Versorgung der Zellen mit Sauerstoff und Nährstoffen, behindert die Ernährung und innere Reinigung. Eine Übersäuerung belastet Knochen und Gelenke, geht die Zellwände an und reduziert die basischen Pufferreserven. Auch Verdauung, Stoffwechsel, Körpergewicht sowie vegetatives Nervensystem können aus dem Gleichgewicht geraten.

Auf der nächsten Doppelseite sind die Guten und die Bösen beim Säure-Basen-Gleichgewicht übersichtlich dargestellt.

Echt böse: freie Phosphate

Die Industrie mischt ihren Lebensmitteln immer öfter freie Phosphate bei. Sie fungieren als Konservierungsmittel, Stabilisatoren, Geschmacksverstärker oder Antioxidationshilfe. Künstliche (freie) Phosphate senken den pH-Wert von Nahrungsmitteln, was das Wachstum von Pilzen und Bakterien in diesen Produkten senkt. Das Gemeine daran: Freie Phosphate werden – im Gegensatz zum Phosphor – zu 100 % vom Körper aufgenommen.

Der Organismus benötigt jedoch basisches Kalzium, um Phosphor zu neutralisieren. Da wir heute viel mehr tierische Produkte essen als früher, hat sich dieses Gleichgewicht verschoben – zu Ungunsten des Kalziums. Idealzustand im Körper: doppelt so viel Kalzium wie Phosphor. Im Notfall greift er zu seinen körpereigenen Mineralspeichern im Knochen.

Die Top-Bösewichte der freien Phosphate: Cola, Burger, Fischkonserven, Wurst, Soßenbinder, Schmelzkäse und alle hochgradig verarbeiteten Lebensmittel.

Industrieller Fruchtzucker = Furchtzucker?

Fruktose, also Fruchtzucker, schmeckt süßer als Zucker. Zunächst scheinbar eine gute Möglichkeit, Kalorien einzusparen. Der Haken dabei: Die Sättigung tritt langsamer ein, deshalb verspeist man meist viel mehr, als Körper und Waage lieb sind. Fruktose findet sich in vielen Nahrungsmitteln, in denen Fruchtzucker gar nichts zu suchen hat.

Und war früher eher zu viel Alkohol schuld an der Entstehung einer Fettleber, haben heutzutage öfter die Ernährung, sprich zu viele Kohlenhydrate wie Zucker und industriell hergestellter Fruchtzucker, ihre Finger im Spiel. Besonders bedenklich: Glukose-Fruktose-Sirup. Hinter dem harmlosen Namen verbirgt sich ein industriell hergestellter Fruchtzucker, ein Gemisch aus Getreide (Mais- oder Weizenstärke).

Fruktose wird in der Leber zu Fett umgebaut, zum Abnehmen ist Fruchtzucker also nicht geeignet. Obendrein treiben Fruchtzucker und fruktosegesüßte Gerichte den Harnsäurespiegel nach oben.

Die 10 größten saupren Bad Boys

Diese Lebensmittel belasten den Stoffwechsel:

- Speck, Schmalz, Fleischbrühe, Innereien
- Meeresfrüchte
- gesüßte Limonaden und Softdrinks (wie Cola), Energy-Drinks, Light-Getränke
- frittierte und panierte Speisen
- Fertiggerichte und Konserven
- Zucker, Süßigkeiten
- Weißmehl-Produkte
- Burger
- Schmelzkäse
- unreifes Obst und Gemüse

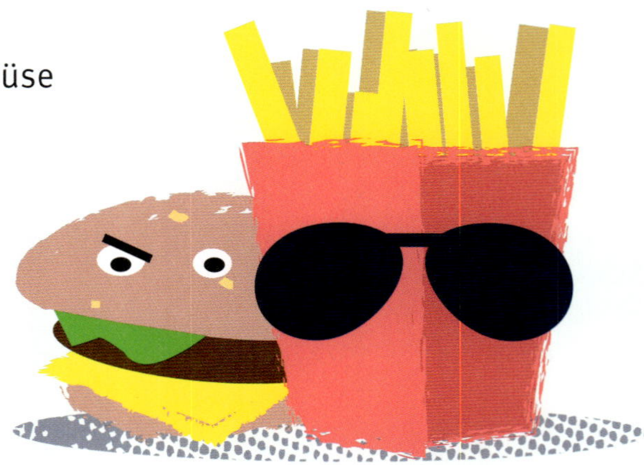

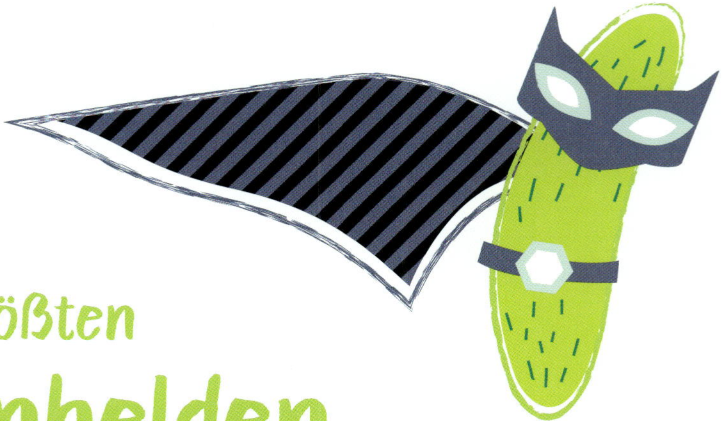

Die 10 größten Basenhelden

Wahre Detox-Wunder sind:

- marktfrisches Wurzelgemüse (wie Möhren), alle Kohlsorten, Fenchel, Radieschen, Staudensellerie, Sellerie, Frühlingszwiebeln ...
- grüne Gemüse wie Brokkoli, Spinat, Zucchini ...
- Salate wie Chicorée, Feldsalat, Rucola, Radicchio ...
- Kartoffeln (als Pellkartoffeln, Ofenkartoffeln, Kartoffelstampf ...)
- Gemüsesuppe, selbst gemachte Gemüsebrühe
- sonnengereifte Früchte
- frische Sprossen und Keimlinge, Kresse
- Mandeln, Sesam, Leinsamen
- kalt gepresste Pflanzenöle wie Leinöl, Rapsöl, Olivenöl, Hanföl, Walnussöl
- Frische Kräuter on top (Petersilie, Schnittlauch, Basilikum, Thymian ...)

Wie man Übersäuerung erkennt

Übersäuerung und Überlastung des Stoffwechsels haben viele Gesichter:

- rätselhafte Müdigkeit
- quälende Kopfschmerzen
- träge Konzentrationsfähigkeit
- schlapper Kreislauf
- gereizte Stimmung
- saures Aufstoßen
- fahle Haut, stumpfes Haar
- schmerzhafte Gelenkprobleme
- lästiges Magen- und Bauchdrücken, gereizter Darm
- unerklärliche Abnehmblockade
- wiederkehrende Schnupfennase
- schlechter Atem, belegte Zunge
- intensiver Körpergeruch, saurer Schweiß
- teigiges, schlaffes Bindegewebe
- drückende Wetterfühligkeit

Trotz aller Unterschiede haben diese Symptome eins gemeinsam: Sie können durch Säurefluten und mangelnde Entgiftung entstehen, hervorgerufen durch ungünstige Ernährung, wenig Bewegung (toxisches Sitzen: »Sitzen ist das neue Rauchen«), Stress und weitere Belastungen.

Neben diesen spürbaren Übersäuerungssymptomen kann man auch messen, ob der Säure-Basen-Haushalt noch in Balance ist oder nicht.

Das Säure-Maß: der pH-Wert

Der pH-Wert gibt das Verhältnis von Säuren und Basen in flüssigen Lösungen an und wird auf einer Skala von 0 bis 14 gemessen. Der pH-Wert des Urins ist stark von der Ernährung abhängig. Morgens ist der Urin meistens sauer, weil der Stoffwechsel über Nacht viele saure Stoffwechselprodukte ausfiltert. Im Laufe des Tages sollten die Werte idealerweise einen pH von 7 (= neutral) erreichen. Liegt der pH-Wert ständig im sauren Bereich, kann dies auf eine Blockade im Säure-Basen-Haushalt hinweisen. Allerdings liefert diese Methode keine genaue Aussage zum Gesamtzustand des Körpers, weil nur die freien Säuren erfasst werden. Diese machen aber nur einen kleinen Prozentsatz aus; der überwiegende Teil der Säuren verlässt den Körper in gebundener Form. Auch über den Darm, die Lunge und die Haut werden Säuren ausgeschieden. Letztlich ist entscheidend, wie viele Säuren im Bindegewebe zwischengelagert sind.

pH-Werte im Körper

Körper	pH-Wert	Einordnung
Blutplasma	7,35-7,45	schwach basisch
Speichel	6,8-7,0	quasi neutral
Magensaft	1,2-3,0	sehr sauer
Gallensaft	6,5-8,5	basisch
Dünndarmsekret	8,0	basisch
Bindegewebe	7,0-7,1	neutral bis leicht basisch
Urin	5,5-7,0	sauer bis neutral

Säuren haben einen schlechten Ruf, obwohl sie nicht generell etwas Schlechtes sind. Manche Bereiche des Körpers wie der Magen benötigen sogar ein saures Milieu, um effektiv arbeiten zu können. Sein pH-Wert liegt bei sauren 1 bis 3. Die Bauchspeicheldrüse dagegen funktioniert am besten bei einem basischen pH-Wert von 10. Der pH-Wert des Blutes hat dagegen enge Grenzen zwischen 7,35 und 7,45 (schwach basisch).

Erhöhter Harnsäurespiegel?

Zu fruchtzuckerreiche Ernährung durch fruktosegesüßte Gerichte lassen den Harnsäurespiegel ansteigen. Auch einseitige Diäten und strenges Fasten führen zu einer starken Säurebelastung und schwemmen Toxine in erheblichem Maße aus dem Fettgewebe. Sie können sogar einen Gichtanfall auslösen durch die Freisetzung von Harnsäuren. Um die Harnsäure bei erhöhten Harnsäurewerten auszuleiten, kann man den pH-Wert des Urins kurzzeitig durch die Einnahme von Basenpulver oder -tabletten erhöhen; das fördert die Ausscheidung von Harnsäure.

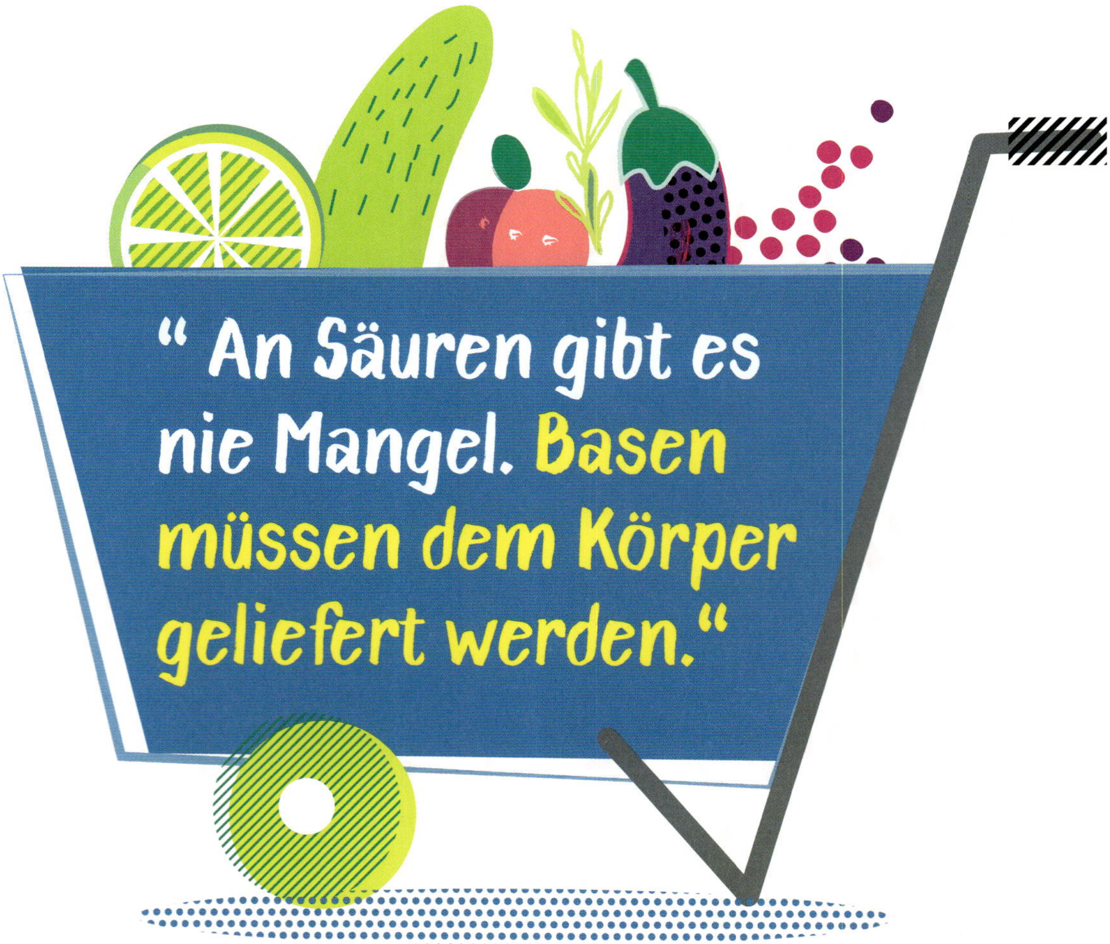
" An Säuren gibt es nie Mangel. Basen müssen dem Körper geliefert werden."

Was tun bei Übersäuerung?

Bei herkömmlicher säurelastiger Ernährung und dem üblichen Stress im Alltag sind wir alle mehr oder minder übersäuert. Entsäuern und Detoxen tun also jedem gut. Und es ist so leicht: Schon mit kleinen alltagstauglichen Kniffen und einfachem Weglassen kann man natürlich detoxen:

- Unbehandelten Lebensmittel den Vortritt lassen: Körper nicht mit E-Nummern (Konservierungsstoffe & Co.) vollstopfen.
- Tierisches Eiweiß reduzieren, auch Kuhmilchprodukte (als Kalziumquelle stattdessen: Sesamsamen, Mandeln, Mandeldrink, Sojaprodukte, Leinsamen).
- Zucker puscht nur kurzfristig, danach fallen Blutzucker, Körper und Geist schnell in den Keller. Guter Kompromiss zu künstlichen Süßungsmitteln: Stevia.
- Vorfahrt für Basen: 50 % mehr Gemüse als Obst (wegen Fruchtzucker) essen.
- Aus normalem Essen wird Detox-Food: reichlich stoffwechselaktive Gewürze und frische Kräuter dazugeben.
- Detox-Starthilfe-Tipp: Wer jetzt und hier auf der Stelle etwas tun will, schaut, was er gerade zu Hause hat: Kaffeesatz oder Meersalz für ein entgiftendes Bodypeeling, Ingwer- oder Zitronen-Wasser zur Ausleitung – irgendetwas geht immer zum Sofort-Start.

Es geht nicht darum, alles, was schmeckt, beim Entgiften und Entsäuern zu streichen. Ein geschicktes Kombinieren von basischen, entgiftenden und säuernden Produkten behebt die Schieflage. Glücklicherweise gibt es keine absoluten Verbote. Es geht um den Ausgleich, zumal viele Säurebildner aus ernährungsphysiologischer Sicht wichtige Nährstoffe enthalten. Auch kulinarische Fehltritte lassen sich mit einfachen Maßnahmen schnell ausbügeln. 80 % der Lebensmittel auf dem Teller sollten idealerweise basisch sein. Sie gleichen die erlaubten 20 % säurebildender Lebensmittel aus. Basisch sind Obst und Gemüse, Kartoffeln, frische Kräuter, Keimlinge und Sprossen, Samen und Kerne sowie einige Nüsse. Sie enthalten viele Mineralstoffe wie Magnesium, Natrium und Eisen, was sie zu guten Säurebindern macht.

FAQs zum Detoxen für Eilige

Kann ich Express Detox auch während der Arbeit und dem Beruf machen? Ja, in diesem praktischen Buch finden Sie alles Wichtige für unterwegs und zu Hause.

Ohne Kaffee komme ich morgens nicht in Schwung. Muss ich verzichten? Nein, muss man nicht unbedingt. Man kann einen Espresso oder einen kleinen schwarzen Kaffee trinken. Ohne Zucker! Gern mit einer Prise Kardamom. Und wenn es sein muss, auch mit einem Spritzer Milch, lieber aber Soja- oder Mandelmilch.

Muss ich hungern? Nein, selbst gemachte Gemüsebrühe, Suppen, Gemüse, Kräuter und Kartoffeln kann man in der Detox-Zeit so viel essen, wie man möchte. So muss man trotz der intensiven Entlastung des Stoffwechsels nicht hungern.

Ich gehe regelmäßig sporteln. Warum soll ich dann detoxen? Beim Sporteln verliert man über den Schweiß relevante Mengen an wichtigen basischen Mineralien wie Magnesium. Und andererseits bilden sich durch körperliche Anstrengung erhebliche Mengen an Milchsäure.

Sollte man zum Detoxen hin und wieder mal eine Mahlzeit ausfallen lassen? Ja, wer das Abendessen storniert, bringt die Regeneration der Zellen (Autophagie) über Nacht richtig zum Laufen.

Ich rauche nicht, trinke wenig oder gar keinen Alkohol. Warum soll ich detoxen? Eine Belastung der Entgiftungsorgane kann auch über andere Wege, wie die Ernährung oder die Umwelt, erfolgen. Bei Frauen, ist z. B. an eine Belastung der Leber durch die Pille zu denken. Auch Schmerzmittel wie nicht steroidale Antirheumatika (NSAR), ASS oder Abführmittel sind ein Fall für Detox und Entsäuerung.

Kann ich mit Express-Detox auch abnehmen? Ja, da man weniger an tierischen Fetten und Zucker zu sich nimmt. Das Gewicht reguliert sich daher meist ohne sonderliche Anstrengung.

» *Ein übersäuerter Körper wehrt sich gegen das Abnehmen.* «

Obendrein binden Säuren und Schlacken die Körperpfunde, blockieren die Gewichtsregulierung. Basenreiches Detox-Food gleicht aus.

Kleiner Detox-Knigge

- Die strapazierte Leber durch Schutzstoffe wie Bitterstoffe entlasten.
- Nützliche Darmbakterien hegen und pflegen. Das sind unsere kleinen Freunde, die sich über Ballaststoffe, Prä- und Probiotika freuen.
- Man kümmert sich auch um die kleinen Organe (Galle, Milz und Bauchspeicheldrüse), die im Schatten der Big-Detoxer Leber und Nieren nicht immer ausreichend Anerkennung für ihren täglichen Dienst erhalten.
- Den Entgiftungsorganen werden regelmäßige Zeiten zur Erholung gegönnt (ausreichende Pausen zwischen den Mahlzeiten).
- Man respektiert sein Essen, schenkt ihm Aufmerksamkeit, isst in Ruhe und kaut gut.
- Smartes Essen ist solches ohne Smart-Phone, PC und ständiger Erreichbarkeit.
- Man gibt Wurzelgemüse ein neue Chance: Möhren, Rettich, Rote Bete, Petersilienwurzel, Pastinaken, Steckrübe …
- Man zeigt Respekt vor Kohl und Kraut: Brokkoli, Grünkohl, Blumenkohl, Weißkohl, Spitzkohl, Chinakohl, Rotkohl …
- Detox-Gewürze und frische Kräuter werden reichlich eingesetzt.

Detoxen – der ganze Körper spielt mit

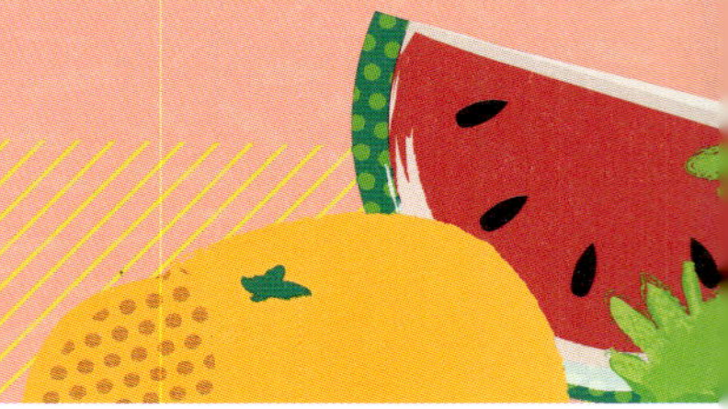

Der menschliche Körper besitzt natürliche Ventile zu Entgiftung, Ausleitung und Entsäuerung: Zu den biologischen Meisterwerken gehören Darm, Nieren, Haut, Lunge, Leber und Galle sowie die Lymphe. Zum Detoxen kann man diese Wege natürlich nutzen.

Die Nieren – unsere Kläranlage

Die zwei kleinen bohnenförmigen Nieren funktionieren wie eine Kläranlage, die das Blut reinigt. Sie filtern permanent Stoffwechselabfälle, Wasser und von der Leber inaktivierte Giftstoffe oder Arzneistoffe aus dem Blut und transportieren den so entstandenen Harn (Urin) über die beiden Harnleiter zur Blase. Reichliches Trinken unterstützt die natürliche Reinigung und kurbelt die Ausscheidung von Schlackenstoffen an.

Unser Körper besteht zu 70 % aus Wasser. Über die Nieren und die Harnwege sowie die Haut verlieren wir täglich etwa 2,5 Liter, die über Essen und Trinken wieder zugeführt werden müssen. Die Niere stellt bei der Säure-Regulation das wichtigste Organ dar. Der pH-Wert des Urins schwankt beim Gesunden zwischen 5 und 8.

Der Nierenmeridian beginnt an der Fußsohle. Auf warme Füße achten; Kalte

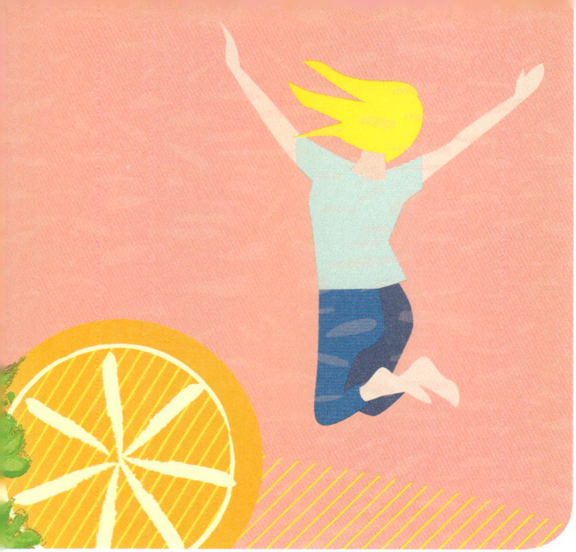

Füße schwächen energetisch die Nieren und deren Ausscheidungsfunktion.

Über die Lunge Giftstoffe abatmen

Mit jedem ruhigem, tiefem Atemzug befreit man den Organismus von Kohlensäure in Form von Kohlendioxid. Frische Luft, Bewegung und Sporteln unterstützen die Entgiftung. Ist die Atmung hingegen oberflächlich oder hastig, übersäuert der Körper. Da passiert es leicht, dass sich zu viele Wasserstoffionen ansammeln und weitere belastende Substanzen wie Ammoniak vermehrt im Körper verbleiben.

Wer viel sitzt, kann jede Stunde aufstehen, um die Lunge zu belüften und zu stärken. Beim Einatmen nimmt man die Arme nach vorne, streckt sie dann nach oben und hält kurz die Spannung. Beim Ausatmen Arme langsam fallen lassen.

» *Sporteln fördert die Ausscheidung von Kohlensäure, Harnsäure und andern belastenden Stoffen. Bereits leichtes Stretching hat einen positiven Effekt.* «

Unsere Leber ist ein wahrer Detox-Held

Die Leber ist das zentrale Stoffwechsel- und das wichtigste Entgiftungsorgan unseres Körpers – immer auf Hochtouren, Filteranlage und chemische Fabrik zugleich. Insgesamt erfüllt das Organ im rechten Oberbauch rund 500 wichtige Aufgaben, darunter Energiespeicherung, Entgiftung und Produktion von Gallensaft. Anders als andere Organe, die durch Schmerzen oder Unwohlsein SOS-Signale funken, meldet sich die Leber in der Anfangszeit nicht, wenn sie überlastet ist.

Wer eine belastete Leber oder gar eine Tendenz zur Fettleber hat, merkt das oft nicht, weil die Leber selbst keine Nerven enthält und quasi stumm leidet. In der Ganzheitsmedizin heißt es deshalb, »Müdigkeit ist der Schmerz der Leber«. Anders als viele glauben, belasten nicht nur Alkohol und Medikamente die Leber, sondern auch ein Übermaß an Zucker und Kohlenhydraten.

» *Zu viele Kohlenhydrate und Süßes sind extrem lästig für Leber und Bauchspeicheldrüse.* «

Müdigkeit ist der Schmerz der Leber

Die Leber ist ein bescheidenes und gleichzeitig großzügiges Organ. Sie kann einem vieles nachsehen. Selbst geschädigte Leberzellen sind in der Lage, sich zu regenerieren, wenn krank machende Stoffe wie Alkohol, Drogen, Konservierungsstoffe und Medikamente (so weit möglich) vermieden werden. Richtig verwöhnen kann man die Leber mit entgiftenden Bitterstoffen und Mariendistel. Auch Weißkohl wirkt anregend auf die Leberfunktion. Schädliche Substanzen im Körper werden damit besser eliminiert.

Leberwickel: die Entgiftung unterstützen

Beim ruhigen Liegen in Rückenlage kann die Leber besonders gut arbeiten; die feuchte Wärme eines Leberwickels unterstützt sie noch dabei. Idealerweise macht man einen Leberwickel, wenn man die Muße hat, sich eine Weile hinzulegen, z. B. am Wochenende nach dem Mittagessen oder abends. Man löst dazu 1 EL Natriumbikarbonat in 250 ml heißem Wasser auf, taucht einen Waschlappen in die Flüssigkeit, wringt ihn aus und legt ihn so heiß wie möglich auf die Leber (im Rippenbogen rechter Oberbauch). Darüber ein Handtuch und eine Wärmflasche legen. Der Entgiftungswickel kann so lange liegen bleiben, bis er abgekühlt ist. Man kann auch auf Natriumbikarbonat verzichten und den Wickel lediglich mit heißem Wasser machen.

Die zum Verdauungsapparat gehörenden Organe Leber, Galle und Bauchspeicheldrüse stehen in so enger funktioneller und topografischer Beziehung zu Magen und Darm, dass sich diese in der Körpermitte gelegenen Organe wechselseitig und das Wohlbefinden beeinflussen.

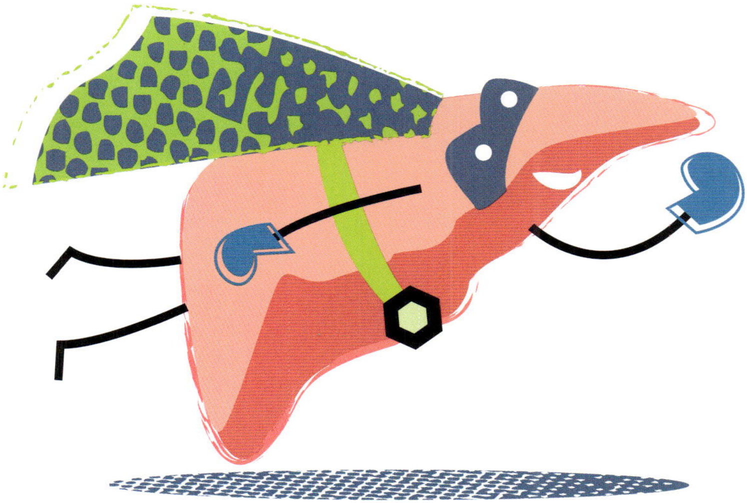

Die Gallenblase hasst Stress

Die Gallenblase ist das Reservoir für den von der Leber auf Vorrat produzierten Gallensaft. Die Gallenflüssigkeit kann noch mehr als Fette aufzuschließen. Sie neutralisiert den pH-Wert der aus dem Magen vorverdauten Nahrung und hilft, Spurenelemente verwertbar zu machen. Entspannung ist für die Galle überaus wichtig. Wenn das vegetative Nervensystem (Parasympathikus) sich im Entspannungsmodus befindet, öffnet sich die Gallenblase bereitwillig und lässt ihre Detox-Säfte in den Darm fließen.

Bauchspeicheldrüse und Milz

Pausen von 5 Stunden von Mahlzeit zu Mahlzeit schützen die hinter dem Magen liegende Bauchspeicheldrüse (Pankreas) vor Überlastung. Ansonsten schießen die Blutzuckerwerte immer wieder in die Höhe und die Bauchspeicheldrüse produziert daraufhin eine Menge Insulin, was wiederum Heißhungergefühle auslöst. Zudem bildet die bedeutende Verdauungsdrüse Enzyme, die Kohlenhydrate, Fette und Eiweiß zerlegen.

Die kleine Milz liegt im linken Oberbauch hinter dem Magen. Nach der Chronobiologie ist die Milz besonders zwischen 9 und 11 Uhr aktiv. Ihr wird eine Wirkung auf das Bindegewebe, die Lymphe und Entgiftung zugesprochen. Man kann sie unterstützen mit gelbem Obst und Gemüse wie Süßkartoffeln, Bananen, gelbe Paprika, Cantaloup-Melonen, Ananas, Mandarine, Kürbis, Ingwer, Birne. Obendrein liebt die zum Lymphsystem gehörende Milz warme, natürlich leicht süßliche Speisen.

Darmgesundheit und Detoxen

Darmgesundheit und Detoxen gehören eng zusammen. Entgegen ihrem schlechten Ruf sind die meisten Bakterien einer intakten Darmflora (Mikrobiom) vorteilhaft für uns. Denn die winzigen Untermieter übernehmen eine Schlüsselrolle bei der Aufnahme nützlicher Nahrung, der Entgiftung und damit unserer gesamten Gesundheit.

Super-Detox-Organ Mikrobiom

Sie sind viele und sie sind fleißig: Im Darm tummeln sich etwa 100 Billionen Mikroben. Die Gesamtheit dieser Mikroorganismen (Bakterien, Viren, Hefen, Pilze etc.) im Magen-Darm-Bereich bezeichnet man als intestinales Mikrobiom bzw. Begriff Darmflora. Sage und schreibe 1,5 Kilogramm wiegt dieses bislang recht unbekannte »Organ«. Wie ein Mikrobiom zusammengesetzt ist, hängt von der Ernährung, den Erbanlagen, eingenommenen Medikamenten und der Umwelt eines Menschen ab. Antibiotika wirken sich aggressiv und nachhaltig auf das natürliche Gleichgewicht der Darmflora aus. In unserem Körper beherbergen übrigens auch Mund, Haut und Genitalien jeweils eigene Mikrobiome.

Die Helfer-Bakterien des Darm-Mikrobioms sind zudem für unsere Sicherheit zuständig. Sie können zwischen Gut und Böse unterscheiden und schädliche Eindringlinge wie Pilze oder Krankheitserreger abwehren. Wer eine vielfältige Darmflora besitzt, in der viele unterschiedliche Bakterien siedeln, ist besser vor Infekten und Darmstörungen wie Reizdarm geschützt. Unter einer reduzierten Artenvielfalt, hervorgerufen etwa durch Antibiotika oder unvorteilhafte Ernährung, leidet die Darmflora, sie verarmt. Die Folge sind Überlastung und Überforderung: Ein Übermaß an Toxinen, die die

Wohlfühltipps für den Darm

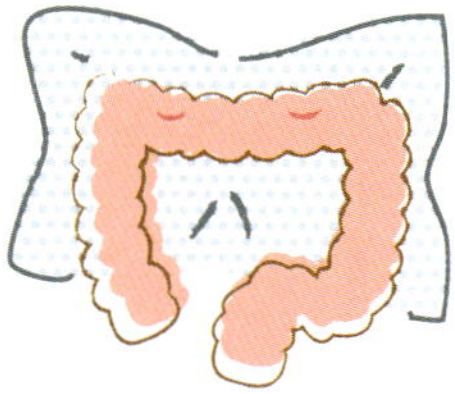

Darm beruhigen

3 kleine Bio-Karotten zerkleinern, mit etwas Ingwer in 200 ml Gemüsebrühe garen. Wirkt wie Balsam für den Darm, liefert Nährstoffe und Beruhigung für den Darm, reinigt und entgiftet unmittelbar.

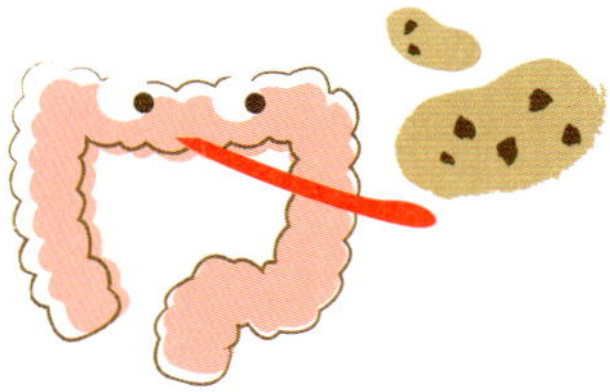

Leckerli für die Darmbakterien

Kalte gekochte Kartoffeln oder kalter gekochter Reis (Beispiel aus Fernost: Sushi mit Gurken und Karotten) liefern resistente Stärke, die Lieblingsspeise der nützlichen Darmbakterien.

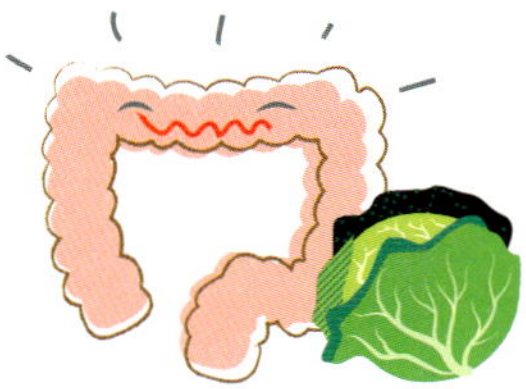

Bitte schön bitter!

Bitterstoffe sind wichtige Verdauungshelfer. Zu den Top-Lieferanten zählen Chicorée, Radicchio, Rucola, Endivie, Kohl, Brokkoli, Mangold, Spinat, Pfefferminze, Löwenzahn und Gewürze wie Kurkuma und Galgant.

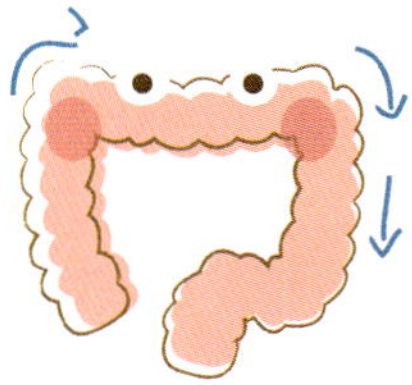

Verdauung fördern

Sauerkraut regt durch seinen hohen Ballaststoffanteil die Verdauung natürlich an. Die enthaltene Milchsäure verbessert die Darmflora und die Resorption basischer Mineralstoffe.

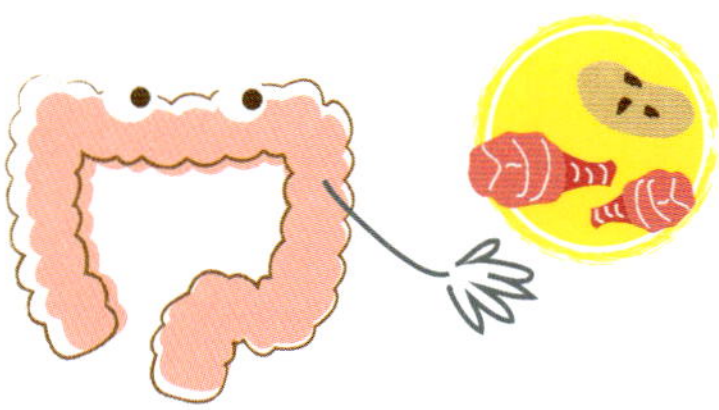

Her mit den Präbiotika!

Mit ballaststoffreichen Lebensmitteln wie Kartoffeln, Flohsamenschalen und Topinambur füttert man die guten Darmbakterien und bringt die Darmflora wieder ins Lot.

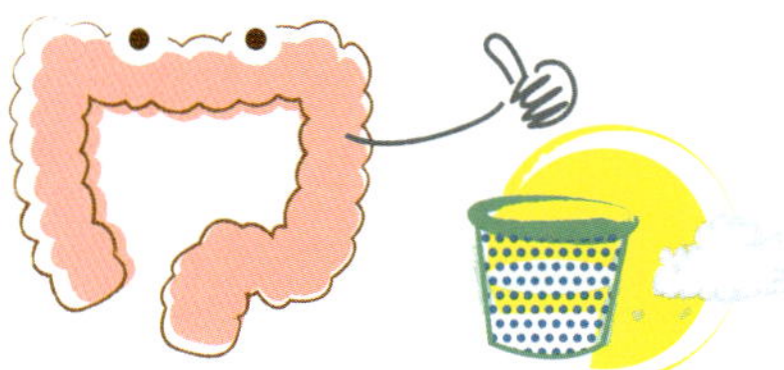

Ja zu Probiotika

Diese enthalten lebende „gute Bakterien", die krank machende Bakterien im Darm verdrängen (enthalten in Kefir, Frischkost-Sauerkraut usw.) und die gesunde Darmflora nach Antibiotika-Einnahme wieder aufbauen.

Darmschleimhaut durchlässig für schädliche Substanzen (»leaky gut«) machen. Um ein gutes Milieu im Darm zu schaffen, gibt es eine Vielzahl an Möglichkeiten.

Den Zucker-Hahn drosseln

Durch falsche Ernährung ist unsere wertvolle Darmflora allzu oft in einem kümmerlichen Zustand. Machen sich durch unvorteilhaftes Essen erst einmal ungemütliche Bakterien im Darm breit, die Zucker besonders gut verarbeiten können, rufen sie immer lauter nach Süßigkeiten, Schokolade, Kuchen & Co. Die gute Nachricht: Ändern wir unsere Nahrung, ändert sich auch die Zusammensetzung der Darmflora in einem überschaubaren Zeitraum. Und ist der Darm saniert, verliert sich zunehmend der Heißhunger auf Süßes.

Pausen gönnen

Essenpausen über die Nacht hinweg sind eine kostenlose Detox-Maßnahme: Während man schläft, hat der Darm Pause und kann sich ganz auf seine Entgiftungs- und Reinigungsprozesse konzentrieren – und man selbst muss gar nichts tun. Hin und wieder kann man auch mal 10 Stunden schlafen.

Bitterstoffe sind bitter nötig

Bitterstoffe sind wichtige Verdauungshelfer, schon ein kurzer Kontakt mit der Zunge genügt, und die Verdauungssäfte beginnen zu fließen. Die Produktion von Magensaft, Gallenflüssigkeit und der Säfte der Bauchspeicheldrüse wird angeregt. Und schon geht es los: Die aufgenommene Nahrung wird in kleinste verwertbare Bausteine zerkleinert, sodass die Arbeit des Darms erleichtert wird.

Gemüse, das viele Bitterstoffe enthält, wie Chicorée oder Rucola, regt daher die Leberentgiftung und die Fettverdauung an und reguliert die Magen- und Darmsäfte.

Bitterstoffe sind wertvolle sekundäre Pflanzenstoffe, die gegen unliebsame Bakterien und Darmkeime wirken. Obendrein sind Bitterstoffe eine große Hilfe für einen ausbalancierten Säure-Basen-Haushalt. Sie arbeiten als natürliche Säureblocker und sorgen dafür, dass ein Überschuss im Gewebe abgebaut wird.

Zu den Top-Lieferanten, die man häufig zu Hause hat, zählen Chicorée, Radicchio, Rucola, Endivie, Kohl, Brokkoli, Mangold, Spinat und andere grüne Blattgemüse.

Außerdem reich an Bitterstoffen sind Pfefferminze, Zimt, Kurkuma, Ingwer, Kardamom (Pulver oder Fruchtkapseln), Kümmel, Löwenzahn, Thymian, Lorbeerblätter, Majoran, Galgant, Hirse, Buchweizen, Grapefruit und Zitrone.

» *Hast du Bitterstoffe im Garten, kannst du dir den Doktor für Leber und Detox sparen.* «

Ballaststoffe sind Super-Detoxer

Ballaststoffe – das klingt unnütz und belastend, dabei binden sie Schlacken und Giftstoffe, mitunter sogar Schwermetalle, sind das »Futter« schlechthin für die guten Darmbakterien und fördern deren Nachwuchs. Sie sollen sogar Darmkrebs vorbeugen. Man unterscheidet wasserlösliche und wasserunlösliche Ballaststoffe, die unterschiedliche Eigenschaften haben.

Wasserlösliche Ballaststoffe: Kommen sie mit Wasser in Berührung, quellen sie zu einer Art Gel auf. Sie sorgen dafür, dass weniger Fett im Darm aufgenommen wird, und machen lange satt. Einige dieser Ballaststoffe gelten als Präbiotika. Beispiele: Kartoffeln, gekochtes Gemüse wie Karotten, Zucchini, Kürbis, Rote Bete, gedämpftes Obst, Flohsamenschalen.

Bei leichteren Schädigungen der Darmschleimhaut oder Mikro-Entzündungen im Darm (oft unbemerkt) kann Flohsamen die Bakteriengifte binden. Dadurch wird die geschädigte Schleimhaut besser geschützt, quasi als Balsam für den Darm.

Chicorée: Seine Ballaststoffe bestehen mehrheitlich aus präbiotischem Inulin. Der Darm kann mit ihnen nichts anfangen, nützliche Darmbakterien hingegen haben Inulin zum Fressen gern.

Die Hauptnahrungsquelle der Darmflora sind Ballaststoffe.

Wasserunlösliche Ballaststoffe: verhalten sich aufgrund ihrer hohen Quellfähigkeit wie Mini-Schwämme. Sie saugen sich mit Wasser voll, erhöhen so das Stuhlvolumen und fördern die Darmpassage. Sie dienen vor allem der Regulierung der Darmtätigkeit. Der Darm braucht Zeit, um sich an sie zu gewöhnen. Beispiele: Vollkornbrot, Getreidekörner.

Freunde des Darms, die bei Entgiftung und Entsäuerung helfen

Präbiotika	Probiotika
Präbiotika sind »Futter für gute Darmbakterien« und damit der Schlüssel für eine gesunde Verdauung. Sie halten schädliche Bakterien und deren Toxine in Schach. Sie steigern die Aufnahme von basischen Mineralstoffen wie Magnesium und Kalzium.	Probiotika sind lebende Bakterien, die unsere Gesundheit fördern. Sie helfen bei der Entgiftung, indem sie schädliche Krankmacher verdrängen. Nach Antibiotikaeinnahme stellen sie das Gleichgewicht im Darm wieder her.
Kartoffeln, Pellkartoffeln, gekochte, abgekühlte Kartoffeln	Kefir Dickmilch
Chicorée, Lauch	Frischkost-Sauerkraut
Flohsamenschalen	fermentierte Lebensmittel, z.B. Rote Bete, eingelegte Gurken
Zwiebeln, Knoblauch	probiotischer Bio-Joghurt
Topinambur, Pastinaken	Miso-Suppe, Kimchi
Schwarzwurzeln, Spargel	Buttermilch, Kombucha

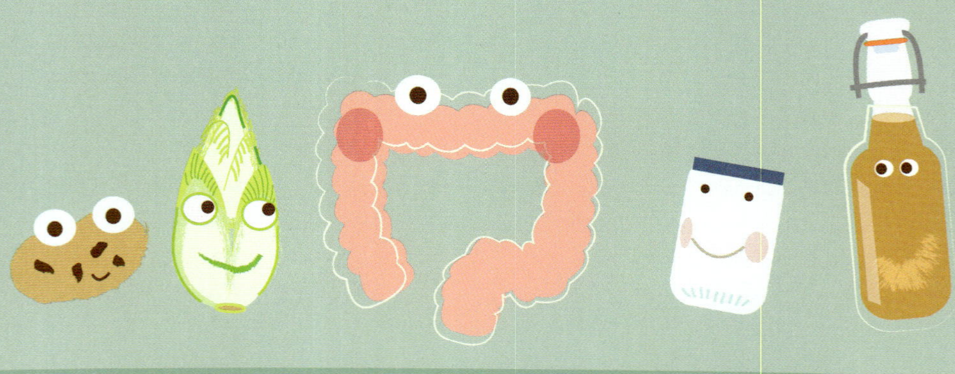

Labsal für den Darm: milchsaures Gemüse

Gemüse durch Milchsäuregärung haltbar zu machen, ist eine sehr alte und gesunde Technik. Bei der Fermentation werden die Kohlenhydrate des Gemüses in Milchsäure umgewandelt. Bestes Beispiel: unser Sauerkraut. Das milchsauer vergorene Kraut ist bekömmlicher als normaler Kohl, fördert eine gesunde Darmflora und regt durch seinen hohen Ballaststoffanteil die Verdauung natürlich an. Die Milchsäure verbessert die Darmflora und die Resorption basischer Mineralstoffe.

» *Natürliche Säuerung: Wenn gute Bakterien Kohlenhydrate abbauen, entsteht Detox!* «

Milchsäurebakterien kommen ganz natürlich im Darm vor. Zu ihnen zählen verschiedene Gattungen, darunter die nützlichen Bifidobakterien und Laktobazillen. Gesäuerte Milchprodukte wie Kefir (gilt im Nordkaukasus als »Getränk der Hundertjährigen«) vertreiben im Darm fäulnisbildende Mikroben, Hefepilze und deren schädliche Abbauprodukte und besetzen deren Plätze.

Auf dem Weg zum Dickdarm müssen die Probiotika allerdings zunächst die Magensäure und die anspruchsvolle Passage über den Dünndarm überleben, der viele zum Opfer fallen. Daher sollte man Probiotika in ausreichender Menge zu sich nehmen. Der eine oder andere greift mitunter auch mal zu Fertigpräparaten.

Jetzt fehlen bei unserer Reise durch die Detox-Organe des Körpers noch zwei, nämlich die Lymphe – eigentlich kein Organ, sondern eher ein ganzes System,– und die Haut.

Den Lymphfluss in Schwung bringen

Die dem Blutplasma ähnliche Lymphe wird in dem wichtigen Drainagesystem, den Lymphbahnen, transportiert, die den Körper von Kopf bis Fuß durchziehen. Die Lymphe übernimmt wichtige Aufgaben der Entgiftung, indem sie Stoffwechselendprodukte aus der Peripherie abtransportiert.

Schlacken und Abfallprodukte werden, wenn im Übermaß vorhanden, als Sondermüll im Bindegewebe deponiert, wo sie als Verhärtungen oder Cellulite unschöne Dellen zeigen. Aber auch unsere Gelenke müssen mitunter als Sondermülldeponie herhalten.

Dehnübungen, Bürstenmassagen oder Yoga helfen, dass der Lymphfluss aktiviert und das Bindegewebe mit seinen Faszien frei und beweglich bleibt. Für die Faszien-Massage gibt es eine sogenannte Blackroll zur Eigenmassage. Wer nicht eine solche Rolle besitzt, nimmt für die Beinmassage zum Beispiel ein Nudelholz.

Übung: Lymphe aktivieren

Eine schnelle Übungen zur Aktivierung der Lymphe und der Faszien:

- Ausgangsstellung: hinknien, also mit einem Knie auf dem Boden, das andere Bein angewinkelt aufstellen.
- Nun mit Schwung aufstehen und wieder hinknien, dabei die Seiten wechseln.
- Jede Seite 5-mal. Durch die erforderliche starke Kontraktion der Beinmuskeln, wird die Lymphe nach oben gepumpt. Stärkt auch den aufrechten Rücken.

Haut: beim Schwitzen entgiften

Die Haut ist unser Schutzschild. Damit sie ihre Abwehrkräfte und ihr schönes Aussehen behält, braucht sie den richtigen Säurewert. Die oberste Schicht der Haut ist von einem hauchdünnen Film aus Talg und Schweiß überzogen. Dieser sogenannte Hydrolipidfilm weist im gesunden Zustand einen leicht sauren pH-Wert von 5,5 auf. Er wehrt Keime und Bakterien ab und schützt damit vor Infektionen, Reizungen und Allergien. Die Haut wird auch als »dritte Niere« bezeichnet. Mit dem Schweiß werden über die Haut Hunderte verschiedene belastende Substanzen ausgeschieden. Eine Anregung der Schweißbildung geschieht über Bewegung, Dampfbäder, Sauna oder warme Anwendungen. Als schweißtreibend gelten Ingwer, Rosmarin und scharfe Gewürze. Von den Pflanzen sind es Lindenblüte, Birkenblätter und Holunder.

Zucker macht übrigens nicht nur dick, sondern scheint auch die Hautalterung voranzutreiben. Er heftet sich an die kollagenen und elastischen Fasern, verklebt sie und macht sie dadurch unelastischer. Tatsächlich werden Menschen mit gestörtem Zuckerstoffwechsel oft älter geschätzt, als sie tatsächlich sind.

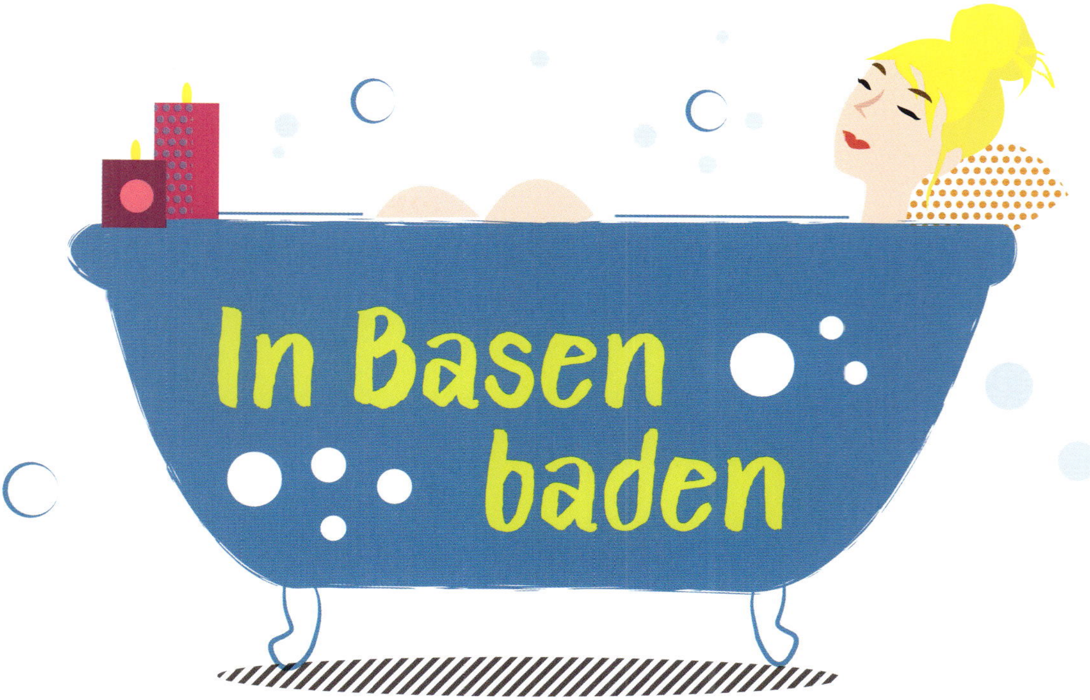

In Basen baden

Detox-Bäder leiten über das Prinzip der Osmose Giftstoffe und Säuren über die Haut ab. Zur Detox-Förderung am besten 2-mal pro Woche machen:

- Für ein Vollbad nimmt man etwa 1 Hand voll Basenpulver oder Natriumbikarbonat. Idealerweise mindestens 30 Minuten im Basenbad aalen.

- Wer keine Badewanne oder keine Zeit und Lust auf ein Vollbad hat, der kann auch einfach ein basisches Fußbad nehmen, das geht auch beim Lesen so nebenbei. Dazu 1 EL Basenpulver oder Natriumbikarbonat in ein Gefäß mit warmem Wasser geben, verrühren und 15 Minuten die Füße darin baden.

- Für Detox-Perfektionisten: Der pH-Wert lässt sich einfach mit Lackmus-Papierstreifen messen. 8 beträgt der ideale pH-Wert des basischen Fußbades.

1, 2, 3 – detox!

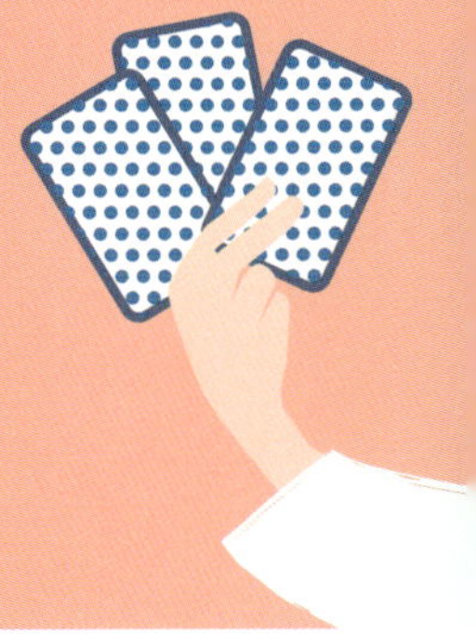

Detoxen kann man jederzeit und überall; dazu braucht es weder lange Vorbereitungen noch teure Gerätschaften oder exotische Spezialzutaten. Eine Handvoll Mandeln knabbern, genüsslich einige Trockenfrüchte kauen oder einfach nur tief atmen, das alles sind kleine Turbo-Detoxer. Sie wollen sich einen Detox-Tag oder eine ganze Entgiftungs-Woche gönnen oder etwas gegen Ihren Kater nach einer feucht-fröhlichen Party tun, auch dazu finden Sie in diesem Kapitel Ideen sowie viele weitere Tipps für einfaches Wohlfühl-Entsäuern im Alltag. Probieren sie einfach aus, was Ihnen guttut.

Detox-Allrounder, die ruckzuck entsäuern

Man merkt oft ziemlich rasch, wenn die Balance im Körper nicht mehr stimmt. Das kann sich beispielsweise als Sodbrennen, Verspannung oder Abgeschlagenheit bemerkbar machen. Solche und ähnliche Symptome können auch auftreten, wenn in der Kantine statt dem Gemüse die Currywurst mit Pommes auf dem Teller gelandet ist oder anschließend das Schokomousse so einladend war. Für solche Fälle empfiehlt es sich, gleich etwas zu unternehmen und auf einen kleinen, aber feinen Vorrat an entsäuernden Detox-Allroundern zurückzugreifen, auch unterwegs oder im Büro.

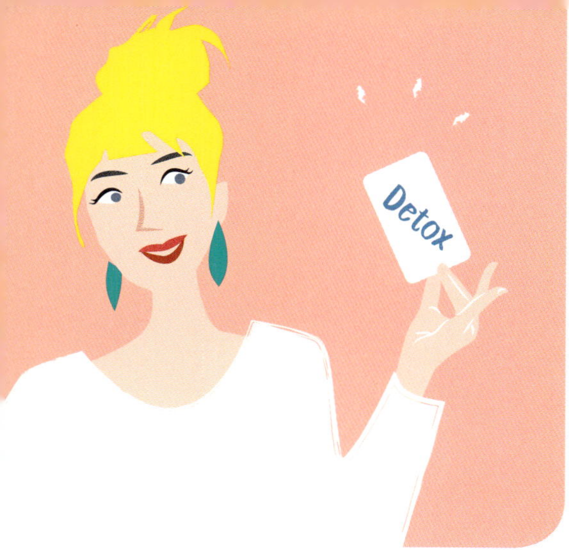

Natriumhydrogencarbonat: In akuten Fällen einer Übersäuerung ist es sehr hilfreich, besser bekannt unter dem Namen Bicarbonat oder Natron. Findet man im Lebensmittelhandel, Bioladen oder Reformhaus; bewährt und günstig. Natron gibt es in Pulverform: Ein Glas davon mit stillem Wasser trinken, dann fällt es auch wieder leichter, sich zu konzentrieren.

Basenpräparat: Trinken Sie ein Glas stilles Wasser mit 1–2 TL Basenpulver oder Basentabletten. Das hilft, Säuren im Körper zu neutralisieren, und nimmt zudem das Verlangen nach Süßem.

Abwarten und Basen trinken: Teebeutel mit Brennnessel oder Teemischung, Basen-Wasser.

Trockenfrüchte ungeschwefelt und ungezuckert wie Feigen oder Aprikosen haben eine enorme Basenkraft.

Mandeln: kleine Menge Mandeln knabbern. Oder geriebene Mandeln in Wasser auflösen.

Das Atmen. Hat man immer dabei: Tiefes Ein- und Ausatmen hat einen Detox-Sofort-Effekt. Durch langsames Einatmen in den Bauch und ruhiges Loslassen kann man Säuren abatmen. Man nimmt frischen Sauerstoff auf und gibt Kohlendioxid in die Außenwelt ab.

Den inneren Entgiftungsorganen gut zusprechen: Während ich atme, sage ich in Gedanken »ich entspanne meine Nieren, ich entspanne meinen Darm, ich entspanne meine Milz, ich entspanne meine Leber, ich entspanne meine Lunge …« und stelle mir die Organe bildlich vor. Es funktioniert. Om (aus dem Sanskrit).

Eine basische **Gemüsesuppe** macht wieder fit: Extrakt, Konzentrat oder Beutel mit Miso.

1 bis 2 EL **Apfelessig** (Bio) stabilisieren den pH-Wert im Magen-Darm-Trakt. Essigsäure erhöht einerseits die Zahl gesunder Laktobazillen und Bifidobakterien und reduziert andererseits die Anzahl schädlicher Keime.

Eine weitere SOS-Möglichkeit für eine kräftige **Basendusche von innen** sind Mineral- und Heilwässer mit Hinweisen auf dem Etikett wie »magnesiumreich« oder »reich an Eisen und Kalzium«.

Acht fantastische Schnell-Entgifter

Raus mit den Schadstoffen und Säuren! Für das Detoxen zwischendurch.

Detox-Magnet Heilerde

Heilerde ist basisch und entgiftend. Sie legt sich wie eine schützende Schicht über die Magenschleimhaut, neutralisiert Säuren und belastende Substanzen. Die mineralstoffreiche Heilerde bindet Toxine und schädliche Stoffwechselprodukte aus dem Darm und puffert Säuren. Sie wirkt im Verdauungstrakt quasi wie ein Magnet, der Krankheitserreger und überschüssige Stoffe an sich bindet. Das basische Pulver wirkt umso besser, je feinkörniger es ist. Äußerlich angewendet dient die naturreine Heilerde der Hautreinigung. Gibt es als Pulver oder in Kapseln.

Chicorée

Er entlastet die strapazierte Leber durch Bitterstoffe. Seine Ballaststoffe bestehen mehrheitlich aus präbiotischem Inulin. Darmkeime verarbeiten es zu kurzkettigen Fettsäuren, die die Ansiedelung nützlicher Darmmikroben fördern.

Bewegung

Eines der wichtigsten Entgiftungsmittel gibt es sogar umsonst: Bewegung. Für die meisten Menschen hat ihre komfortable Lebenssituation körperliche Anstrengung ziemlich unnötig gemacht. Unser Körper ist aber physiologisch auf Bewegung ausgerichtet. Kümmert man sich nicht, entwickeln sich allmählich Fehlfunktionen im Bereich der Gelenke und Muskeln sowie auch bei den Entgiftungsorganen Leber und Darm. Auch »Spätzünder«, die sich bisher vorwiegend statisch verhalten haben, profitieren noch jederzeit vom Sporteln, haben Untersuchungen nachgewiesen.

Öl-Ziehen/Öl-Spülung

Die Öl-Spülung reinigt Schleimhäute von belastenden Stoffwechselgiften. Dazu nimmt man einen Löffel Sonnenblumenöl, spült es im Mund hin und her, zieht es etwa 10 Minuten lang durch die Zähne.

Dann spuckt man das weiß gewordene Öl aus (in Küchenpapier, dann Abfall). Das Öl hilft, fettlösliche Gifte zu lösen und den Organismus zu reinigen.

Scharfe Gewürze

Scharfmacher und Gewürze wie Ingwer, Meerrettich, Chili und Kurkuma aktivieren den Stoffwechsel in Nullkommanichts, unterstützen die Leber bei der Entgiftung und befreien den Körper von belastenden Substanzen.

Detox-Mudra

Eine Fingerhaltung, die bei der Entschlackung hilft: Daumen an die Mittel- und Ringerfingerspitzen legen, sodass die

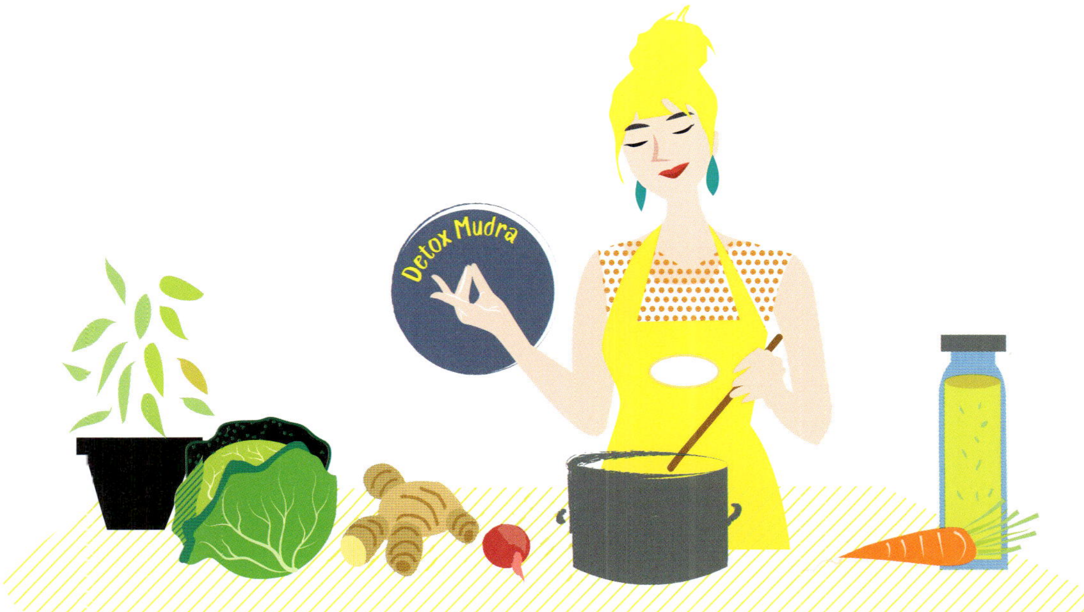

Kuppen ein kleines Dreieck bilden. Solange wie möglich halten, ideal 3 Minuten drücken. Der Zeigefinger und der kleine Finger bleiben gestreckt.

Herzhaft lachen

Wie verrückt lachen. 1 Minute Lachen ist 30 Minuten Meditation oder 10 Minuten Joggen quasi ebenbürtig hinsichtlich Entspannung und Energieverbrauch. Herzhaftes Lachen schüttet Endorphine aus und schleudert Säuren aus dem Körper. Lachen baut (saure) Stresshormone ab und wirkt Entzündungen entgegen. Und damit nicht genug: Lachen kann sogar das Schmerzempfinden senken.

So geht's: Einfach loslachen, auch wenn es keinen Grund gibt; das Lachen macht sich schnell selbstständig. Funktioniert besonders gut mit anderen. Es ist nicht unmöglich, aber übrigens schwer, innerlich giftig oder sauer zu sein und gleichzeitig zu lachen.

» *Da es förderlich für die Gesundheit ist, habe ich beschlossen, glücklich zu sein.* «

(Voltaire, Philosoph)

Mentale Entgiftung

Schlechte Gedanken hat jeder mal. Gut, wenn man sie auch schnell wieder ziehen lassen kann. Dazu benutze ich eine meiner beiden Lieblingsvorstellungen:

Miese Gedanken in kleine Schiffchen setzen, die in einem munteren kleinen Fluss wegtreiben auf Nimmerwiedersehen. Ich lasse sie ziehen, sehe zu, wie sie immer weiter aus meinem Blick geraten und für immer verschwinden.

Ärgerliche Aufreger mit dem wütenden Chef, den tuschelnden Arbeitskollegen, nörgelnden Nachbarn oder dem Choleriker im anderen Auto? Einfach die negativen Emotionen in Luftballons packen – und weg damit.

» *Manche spazieren im Regen, andere werden einfach nur nass.* «

(Roger Miller, Sänger)

Detox-Timer

Optimal entgiften – zur richtigen Zeit

Beim Detoxen ist nicht nur das Was und Wie entscheidend, sondern auch das **Wann**. Nach der **Chronobiologie** schwanken die Körperfunktionen und die Leistungsfähigkeit der Organe im Tagesverlauf. Das lässt sich für Entgiftung und Entsäuerung nutzen.

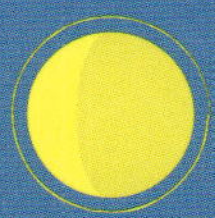

Morgens ist die beste Zeit für eine Öl-Spülung („Öl-Ziehen"), um die Schleimhäute zu reinigen.

Anschließend **Frühstück zwischen 7 und 9 Uhr**, da ist der Magen aktiv.

9 bis 11 Uhr
Ingwertee oder -wasser für Milz und Pankreas.

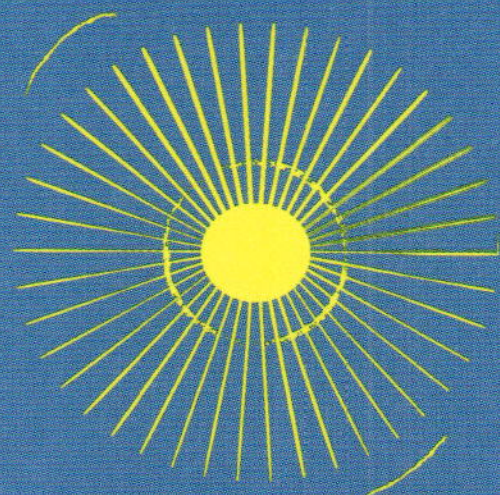

Mittagessen: Milchsaures Gemüse möglichst zu Beginn der Mahlzeit essen – das stärkt Abwehr, Darm und Verdauungsdrüsen.

Zwischen 13 und 15 Uhr ist der Dünndarm in Hochform, eine kleine Entspannungspause wäre jetzt gut.

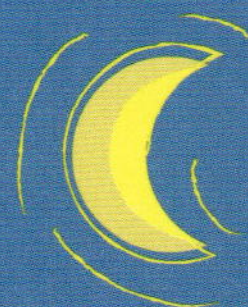

Abends sind Kohlenhydrate in Form von Brot oder Pasta wenig günstig. Wegen der Gärung über Nacht keine frischen Früchte mehr essen.

Trinken Sie lieber eine kleine Tasse entgiftenden Tee abends **vor dem Schlafengehen**. So haben die Wirkstoffe die ganze Nacht Zeit, sich um die Darmschleimhaut und die Nieren zu kümmern.

Basenmineralien wie Magnesium haben **abends und nachts** niedrige Werte. Eine abendliche Einnahme von Magnesium bzw. magnesiumreichen Lebensmitteln wie Kakao gibt Schutz für die Nacht.

Detox-Schutzschild für den Darm

Jede Mahlzeit löst kurzzeitig eine Mikro-Entzündung aus. Denn beim Essen gelangen auch jede Menge Bakterien in den Magen. Der Verdauungstrakt muss also gleichzeitig Nahrung aufschlüsseln und unerwünschte Eindringlinge bekämpfen, was eine Entzündungsreaktion auslöst. Ist das Essen basisch und reich an Detox-Schutzstoffen, kann das Immunsystem erfolgreich die fremden Bakterien abwehren.

Das bedeutet auf der Kehrseite: Bei Fast Food stehen uns weniger Abwehrstoffe zur Verfügung. Essen wir dagegen zu Beginn einer Mahlzeit Detox-Food wie Gemüse, Gewürze und Bitterstoffe, aktivieren wir unser Immunsystem frühzeitig und stärken es.

Saturday-Night-Detox

Die Party am Wochenende war ein voller Erfolg – bis in die Morgenstunden gefeiert, Prosecco, Bier und Wein flossen in Strömen. Leckere Häppchen mit Lachs und Shrimps verwöhnten den Gaumen. Doch der nächste Tag ist meist weniger schön: Übersäuerung, schlechter Schlaf, Kopfschmerzen, unfit und abgeschlagen – Übersäuerung und Ansammlung von Giftstoffen haben es in sich. Säuerliche Stimmung droht. Abhilfe schafft das folgende Detox-Kater-Vorgehen.

Party: die richtige Vorbereitung

Den oft genannten Trick mit der vorbeugenden Einnahme von Acetylsalicylsäure (ASS) vor dem Alkoholgenuss kann man getrost vergessen. Besser: Vor dem Fest und danach reichlich Magnesium tanken, jeweils 600 mg. Beim Nachhausekommen noch mal Wasser tanken. Dann macht man am nächsten Tag gleich eine bessere Figur.

Party: die richtige Nachbereitung

Einfach alles oder zumindest einige der folgenden Vorschläge für einen Detox-Sonntag machen.

Mein Detox-Sonntag

Für den Entgiftungs-Sonntag (kann natürlich auch ein anderer Wochentag sein) einfach aussuchen, was einen anspricht. Nur kein Stress!

Morgens: Jetzt tüchtig entgiften! Nieren gründlich spülen mit Basenwasser.

Ausleitung über die Haut: Bodypeeling regt die Durchblutung und Entgiftung an. 1 Handvoll Kaffeesatz (alternativ feinkörniges Meersalz) mit 2 EL Öl zu einem Brei vermischen. Unter der Dusche die feuchte Haut von unten nach oben massieren, kurz einwirken lassen und gut abspülen.

Schleimhäute reinigen: Öl-Spülung.

Leber und Galle entlasten: Bitterstoffe, z. B. Grapefruitsaft und Magerquark zum Frühstück.

Lunge: mit entspannter Atmung Säuren loswerden, an die frische Luft gehen.

Gifte ausschwitzen: Detox-Burner Turnschuhe – Sporteln fördert den Abtransport von Säuren.

Lymphsystem anregen: wenn möglich Sauna zur Entgiftung, Entgiftungsbad oder basisches Fußbad.

Frisch aussehen: Statt einer synthetischen Gesichtsmaske sind Naturjoghurt/ Quark (mit oder ohne Gurke) meist in Greifweite. Das belebt die Haut angenehm und leitet Giftstoffe ab. So sieht man gleich wieder viel frischer aus.

Mittags feines basisches Gemüsegericht: Reichliche Auswahl gibt's dazu im Rezeptteil.

Chillen ist besser als sein Ruf: Ein Nickerchen wirkt Wunder und ist keinesfalls eine Zeitverschwendung für Faulpelze. Zur Unterstützung dabei einen warme Leberwickel auflegen. Das regt deren Durchblutung an und befreit den Körper von Abfallstoffen. Gute Zeit für derlei Anwendungen: 13 Uhr, da ist die Verdauung rund um den Dünndarm am aktivsten.

Daytox simpel: Kartoffeln und Gemüse satt

Wer ganz einfach mal einen Tag zwischendurch entgiften will, legt einen Kartoffel-Tag ein: Pro Tag sind 700 bis 1000 Gramm Pellkartoffeln vorgesehen, das entspricht etwa 8 bis 10 mittelgroßen Kartoffeln. Dazu ohne Begrenzung Gemüse und Kräuter mit einem Minimum an Öl zubereiten. An diesem Tag werden alle Gerichte ohne Salz gegessen.

Abends Grünzeug und Basensuppe: statt Nudeln, Reis oder Brot lieber Gemüse oder eine Brühe verspeisen. Gemüsebrühe oder Misosuppe macht wieder fit und lindert die Übersäuerung. Durch ihren besonderen Fermentierungs- und Herstellungsprozess erreicht Miso einen hohen basischen Wert.

Detox im Schlaf: Nach Belastungen gönnt man seinen Entgiftungsorganen eine längere Regenerationsphase, so steht es im Detox-Knigge. Die einfachste Variante: Am Sonntag zeitig ins Bett gehen, mindestens sieben bis acht Stunden schlafen. Parallel dazu am besten ab dem Nachmittag nichts mehr essen. Die kostenfreie Essen- und Ruhepause nutzt der Körper für Reparaturarbeiten in Zellen und Gewebe. Der Montag kann kommen.

» *Life is what happens while you're busy making other plans.* «

(John Lennon)

Tagesplan für ein paar Detox-Tage

Ob ein Entgiftungs-Wochenende, drei Tage oder 1 Woche – der Stoffwechsel profitiert immer.

Frühstück: Obst, Mandeln, Trockenfrüchte, Hafer, Magerquark, Leinsamen, Sesam.

Mittagessen: eine der folgenden Varianten:

- Salat mit 1 Kartoffel
- Gemüse-Kartoffel-Gericht
- Salat aus gekochtem Gemüse und 1 Kartoffel
- Gemüsegericht mit einer großen Kartoffel. Dazu ein gemischter Salat mit Kräutern, nach Belieben mit Mandelblättchen
- Pellkartoffeln mit Sauerkraut-Raw oder mit wenig Öl erwärmt

Abendessen: 2 Teller Suppe, z. B. eine Gemüsesuppe mit frischen Kräutern, am besten nicht später als 19 Uhr. Anschließend noch Kräutertee und Wasser.

Easy Detox-Tage

Es braucht nicht viel, um zu entsäuern.

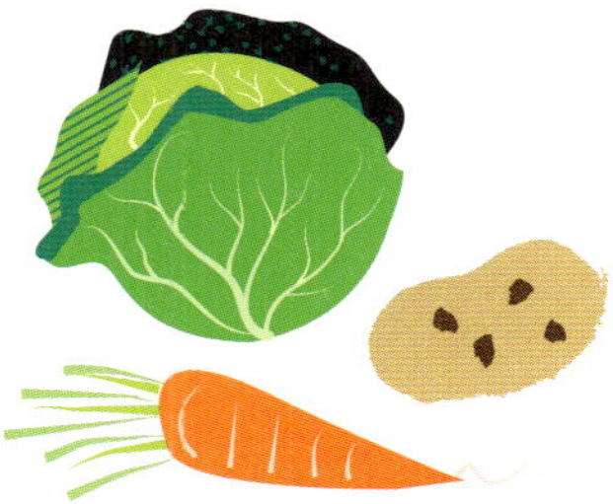

Von Gemüse, Salat und Kartoffeln kann man so viel essen, wie man will und sich richtig satt essen. – Von allem etwas.

2–3 Liter Wasser pro Tag. Mineralwasser sollte min. 1000 mg Hydrogencarbonat/Liter haben (aber nicht reich an Sulfat sein).

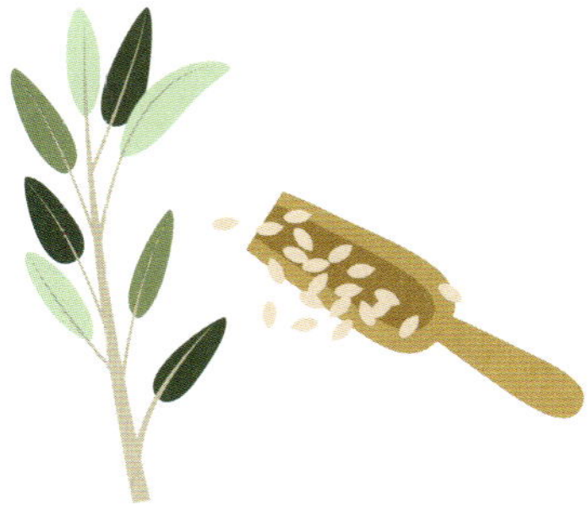

Das Essen mit frischen Kräutern (im Topf oder TK) und 1 EL gerösteter Kerne (Sonnenblumenkerne, Sesam) würzen.

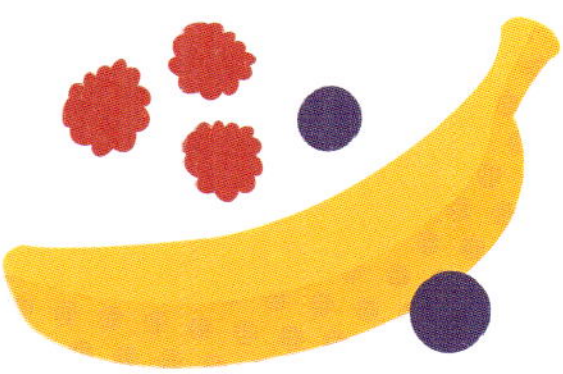

2–3 faustgroße Portionen saisonales Obst pro Tag. Je bunter, desto besser.

Kräuter- und Früchtetees

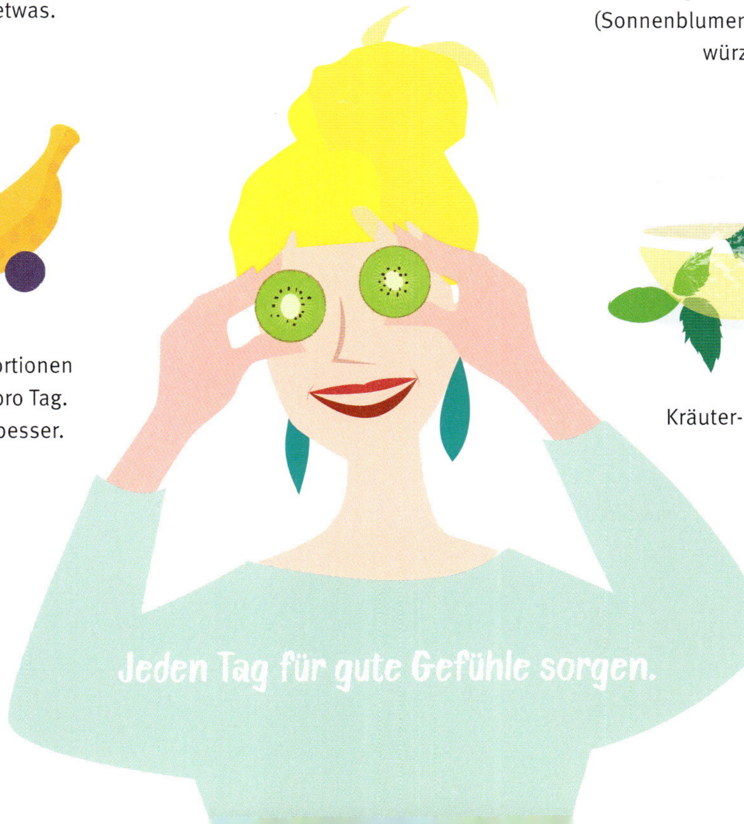

So wirds besser

Im Rezeptteil finden sich dazu jede Menge Anregungen. Während der Detox-Tage kann man so viel Gemüsebrühe, basische Suppen, Gemüse, Kräuter und Kartoffeln zu sich nehmen, wie man möchte. So muss man trotz der intensiven Entlastung des Stoffwechsels nicht hungern.

Wenn zwischen den drei Hauptmahlzeiten Hungergefühle auftauchen: Gemüsesticks von Gurken oder Karotten knabbern.

Tagsüber viel trinken: Basen-Wasser, reines Wasser ohne Kohlensäure und Kräutertee.

Keine Fertiggerichte, keine Softdrinks, Pausen zwischen den Mahlzeiten.

Gute Vorsätze für mehrere Detox-Tage?

Eine Stunde Vorbereitung reicht!

- 3 Liter geballte Gemüsebrühe kochen und Rest einfrieren.
- Einen Topf voll Pellkartoffeln kochen, ohne Salz.
- Man kocht einen Topf seiner basischen Lieblingssuppe. Tipp: Die Suppe für den Transport dicker kochen und vor Ort mit heißem Wasser auffüllen.
- Gemüse marinieren
- Man kocht einen Vorrat an Tomatensauce.
- Eine größere Menge einer Salatsauce aus Olivenöl und Zitrone zubereiten und im Kühlschrank aufbewahren. Bei jeder Tagesportion gibt man Kräuter, Zwiebeln und Knoblauch dazu, was gerade da ist.
- Man kocht einen kleinen Topf Buchweizen für Salate, Gemüse oder Frühstück.
- Einen Vorrat an basischem Sesam, Mandeln und Haselnüssen besorgen.

So wird's basischer – einfache Tipps

Essen klug kombinieren: Idealerweise bestehen 80 % einer Mahlzeit aus Basenbildnern und nur 20 % aus säurebildenden Lebensmitteln. Wenn man etwa bei Gulasch die Knödel durch Pellkartoffeln ersetzt, dazu gegartes Gemüse und einen Salat verputzt und über alles reichlich Petersilie und/oder Mandelblättchen streut, ist schon viel erreicht.

Kresse selbst ziehen

Die kleinen Kresse-Boxen aus dem Supermarkt kennt wohl jeder. Man kann Kresse auch easy selbst ziehen und hat dann immer was Frisches zu Hause: Dazu 2 Blätter Küchenpapier (anstelle von Erde) zusammenfalten und in ein flaches Gefäß geben. Lauwarmes Wasser darübergießen, sodass es etwa 1 cm hoch steht. 1–2 EL Kressesamen darauf streuen, nicht zu dicht. Täglich gießen, darf nicht austrocknen. Schon nach einem Tag kann man der Kresse beim Wachsen zusehen. Nach sechs Tagen ist sie bereit zur Ernte. Kresse passt zu Salaten, Suppen, Dips und schmeckt auch solo auf einer Scheibe Sauerteigbrot.

Fettwechsel: Tierische Fette (Butter, Schmalz) dort, wo es möglich ist, ersetzen durch kalt gepresste Pflanzenöle (beispielsweise Oliven- oder Rapsöl).

Bitte bitter: Salate wie Chicorée, Endivien, Rucola und Radicchio enthalten wertvolle Bitterstoffe, von denen wir immer weniger zu uns nehmen. Erfreulicher Nebeneffekt: Diese Bitterstoffe bremsen den Appetit auf Süßes.

Öfter mal fermentiertes Gemüse essen: Sauerkraut beispielsweise (möglichst nicht pasteurisiert) hat eine sehr hohe basische, entgiftende Wertigkeit.

Mach mal Pause! Zwischen den Mahlzeiten Magen und Darm 4–5 Stunden Entspannung gönnen, damit sie sich in Ruhe dem Stoffwechsel widmen können.

Finger weg von Softdrinks! Für eine basische Ernährung ideal sind 2–3 Liter Wasser, je nach Körpergewicht.

Gemüsebrühe

Für Gemüsebrühe braucht man weder Pulver noch Würfel. Auf Vorrat kochen und einfrieren – so hat man Gemüsebrühe immer parat. Wenn doch, verwenden Sie nur Brühe ohne Geschmacksverstärker wie etwa Gemüsebrühe (Instant, hefefrei) aus dem Reformhaus oder Bioladen.

Nützliche Küchengeräte für Express-Detox

Unentbehrlich (Grundausstattung)	Wow – Damit hat man noch viel mehr Möglichkeiten
Sparschäler bzw. Kartoffelschäler Messer Schüsseln mit Deckel für Vorräte	Spiralschneider (ca. 15 €): Damit kann man ganz einfach Gemüse wie Zucchini und Karotten zu dünnen Spaghetti drehen.
Mixstab (Pürierstab)	Küchen-Mixer leistungsstarker Mixer für grüne Smoothies Entsafter
größerer Kochtopf Pfanne	Schnellkochtopf oder Dampfgarer Pfanne mit hohem Rand oder Wok
Kühlschrank	Eisfach oder Gefrierschrank, Eiswürfelbehälter
Reibe	Hobel
einfache Schale oder Teller für Kressezucht, Kresse mit Küchenpapier	Keimglas (ca. 5 €) für die Sprossenzucht

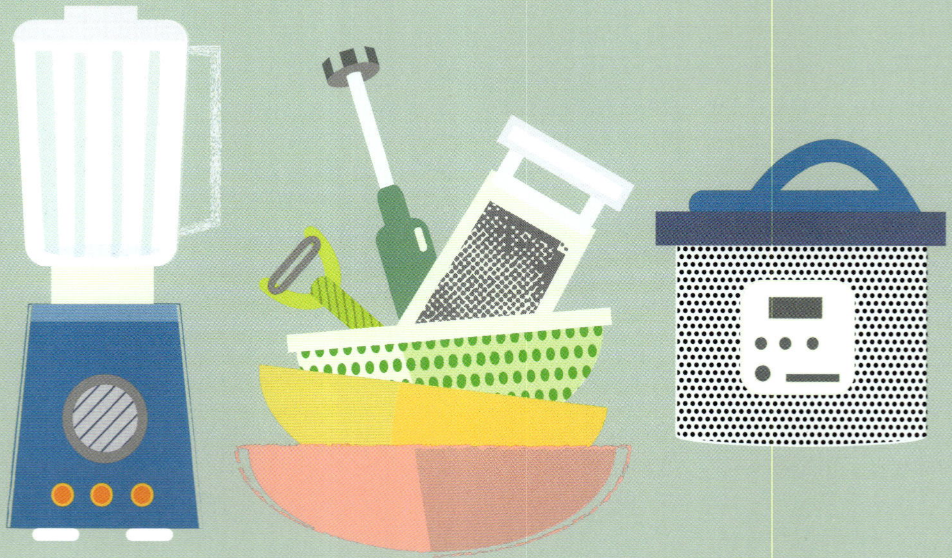

Welche Milchprodukte? Lieber solchen den Vorzug geben, die bereits einen Gärungsprozess hinter sich haben (Kefir, Buttermilch, Molke). Molke etwa entsteht bei der Produktion von Quark, sie sondert sich als gelbliche Flüssigkeit ab.

So ein Käse: Je höher der Reifegrad eines Käses, desto höher sein Säurepotenzial. Frischkäse und Sauermilchkäse sind weniger problematisch. Lang gereifte Käsesorten wie Parmesan lieber nur in kleinen Mengen genießen.

Wiederentdeckungen: Gerade im Winter den inzwischen oft unterschätzten Wurzelgemüsen und Kohlsorten eine neue Chance in der Küche geben.

Sporteln: Wer ins Schwitzen kommt, gibt über die Haut überschüssige Säuren ab.

Küchentricks

- Statt heller Soßenbinder: eine gekochte Kartoffel vom Vortag zerdrücken.
- Statt dunkler Soßenbinder: Tomatenmark dazugeben.
- Gemüsebrühe: Vorrat in einen Eiswürfelbereiter füllen und einfrieren.
- Basische Eiswürfel: Man verarbeitet frische Kräuter (waschen, fein hacken und in Eiswürfelbehälter füllen) mit etwas Wasser in Eiswürfel. So lassen sie sich perfekt portionieren und es steht immer ein Vorrat bereit.
- Zitronensaft: frisch in Eiswürfelbehälter portionieren und einfrieren.

Lecker detoxen mit Gewürzen

Gewürze sind die heimlichen Stars für Detox und Säure-Basen-Haushalt. Sie heizen dem Stoffwechsel ein, unterstützen die Leber bei der Entgiftung und befreien den Körper von belastenden Substanzen. So scharf wie möglich und so wenig Salz wie möglich essen, sagt der Detox-Knigge.

Spicery = Detox

Am schärfsten sind **Chilischoten**, sie enthalten Capsaicin. Mit einer 1 Prise Chilipulver oder Chiliflocken im Essen heizt man den Stoffwechsel und die Entgiftung an.

Zu **Kurkuma (Gelbwurz)** gibt man immer etwas schwarzen Pfeffer und Öl, das aktiviert die entgiftende Wirkung und verbessert die Resorption.

Ob als Gewürz in Suppen und warmen Gerichten oder frisch in Scheiben geschnitten oder kurz in Wasser aufgekocht als Tee – Detox-Wurzel **Ingwer** mit ihrem Scharfmacher Gingerol ist unglaublich vielseitig und macht dem Stoffwechsel richtig Dampf.

Basische Detox-Gewürzmischung

Diese Gewürzmischung ist für zahlreiche Rezepte geeignet. Die ätherischen Öle und Bitterstoffe der Gewürze entgiften, regen Leber und Darm an, überhaupt den ganzen Stoffwechsel. Man nimmt ein sauberes, leeres Gewürzglas und mischt sich einen kleinen Vorrat.

Kurkumapulver, Ingwerpulver, Muskat, 1 Prise Zimt, Fenchelsamen, Cumin (Kreuzkümmel), 1 getrocknete Chilischote, schwarzer Pfeffer, Paprikapulver.

Alle Zutaten in einem Mörser oder einer Gewürzmühle zermahlen, miteinander vermischen und in das Gewürzglas füllen.

» *Eine Minute an feinen Gewürzen schnuppern. Entspannt und senkt den Stresspegel, auch den des belastenden Dauerstresshormons Cortisol.* «

Salz und Säuren

Die empfohlenen Mengen an Kochsalz (Natriumchlorid) pro Tag im Essen überschreiten die meisten von uns locker. Das liegt daran, dass davon bis zu 80 % in vorgefertigten Lebensmitteln wie Brot, Backwaren und Käse versteckt sind. Und natürlich in Pizza & Co.

Salz verändert das Säure-Bakterienmilieu im Magen ungünstig. Neuerdings gibt es Untersuchungen, die zeigen, dass der Körper übermäßig viel zugeführtes Salz in der Haut speichert – offenbar sehr lange.

Bei hohem Konsum erhöht sich obendrein die Ausscheidung an basischem Kalium. Deshalb ist es gut, statt Kochsalz mehr Kräuter, Gewürze und Sesamsalz einzusetzen.

Detox-Getränke

Der Körper hat laufend Bedarf an Wasser, unserem wahren Lebenselixier. Pures Wasser hat einen pH-Wert von 7, ist also neutral. Wem Wasser zu geschmacksneutral ist, der nimmt Zutaten aus dem Kühlschrank oder Vorrat dazu, die entgiftende Basen enthalten. Hinzu kommt: Die Verwertung von Basen und Mineralstoffen

Sesamsalz – selbst herstellen

5 EL Sesamkörner in einer Pfanne ohne Fett kurz anrösten, abkühlen lassen. Mit 1 TL grobem Meersalz in einem Mixer oder einer Kaffeemühle mittelfein mahlen. In ein dunkles Gefäß füllen. Schon hat man Salz mit veganem basischem Kalzium. Sesamsalz kann man auch fertig unter dem Namen »Gomasio« kaufen.

aus Flüssigkeiten ist oft höher als aus fester Nahrung!

Basenwasser selbst machen

Eine einfache Methode zur Zubereitung für Basenwasser:

- ☑ Reifes Obst und Gemüse in mittelgroße Stücke schneiden (nach dem Waschen).
- ☑ Beeren, Kirschen & Co. frisch oder aus dem Kühler.
- ☑ Blätter von Minze, Basilikum & Co. anschneiden oder anbrechen.
- ☑ Das Wasser (etwa 500 ml) nimmt die wertvollen Inhaltsstoffe auf.
- ☑ Über Nacht im Kühlschrank ziehen lassen (maximal 24 Stunden).
- ☑ Wasser abfiltern, langsam trinken.
- ☑ Die Fruchtstücke kann man in Joghurt oder Müsli als Beilage oder als Früchtesalat verwenden. Mit Mandelblättchen basisch verstärken.
- ☑ Natürlich kann man das basische Wasser auch gleich oder nach ½ Stunde trinken.
- ☑ Wer noch intensiver entschlacken will, gibt in das Basenwasser 1 TL Apfelessig.
- ☑ Auch Tee ist eine Grundlage für Basenwasser, z. B. einen milden Minztee zubereiten, abkühlen lassen und mit Früchten auffüllen.
- ☑ Detox-Eiswürfel: Vorrat an Früchten im Kühlfach bzw. im Tiefkühler bereithalten. Oder Kräuter und kleine Fruchtstückchen mit etwas Wasser im Eiswürfelbehälter einfrieren.

Getränke mit Süßstoff sind dagegen nicht empfehlenswert. Sie liefern zwar keine Energie, regen aber paradoxerweise den Appetit an und bringen den Insulinstoffwechsel durcheinander. Für jemanden, der abnehmen möchte, sind sie ungeeignet. Künstliche Süßstoffe verändern sogar die Darmflora.

Kräutertees mit Detox- und Heilkraft

Wer darüber hinaus noch etwas für seine Entgiftungsorgane und den Säure-Basen-Haushalt tun will: Heilpflanzen und traditionelle Arzneimittel aus der Naturapotheke unterstützen Leber & Co. und helfen nachweislich bei der Regeneration und Reinigung der Entgiftungsorgane:

- Mariendistel: Leberregeneration und Entgiftung.
- Käsepappeltee (Wilde Malve): für die Pflege der Schleimhäute von Darm, Mund und Atemwegen.
- Grüner Hafertee: entgiftend und ausleitend, unterstützt die Nierenfunkton und die Säure-Basen-Balance, bindet Harnsäure.

Goldener Detox-Tee

Kurkuma (ca. 45 %), Ingwer (ca. 10 %), den Rest nach Belieben mit Pfeffer, Zimt, Kardamom, Fenchel, Vanille, Nelken, Süßholz, Holunderblüten, Lindenblüten, Hagebutten nach Wahl mischen. Mit gekochtem Wasser überbrühen und etwa 5 Minuten ziehen lassen.

- Brennnesseltee: zur Blutreinigung und Entgiftung, wirkt entwässernd und hilft bei der Entsäuerung.
- Löwenzahntee: für den Magen, großer Bitterstofflieferant.

Die 11 besten Basenwasser

Einfach mit ½ Liter Wasser auffüllen, wenn möglich ziehen lassen oder gleich trinken.

- **Zitronen-Gurken-Basenwasser:** Zitrone und Gurke (in Bioqualität) waschen, abtrocken und in dünne Scheiben schneiden.
- **Beeren-Basenwasser:** 10 Blaubeeren, 10 Himbeeren oder 5 Erdbeeren (frisch oder TK)
- **Gurken-Basenwasser:** 5 cm Salatgurke schälen, fein hobeln
- **Apfel-Basenwasser:** Schale von einem gewaschenen Bio-Apfel
- **Ingwer-Ananas-Basenwasser:** 2 cm frischen Ingwer in feine Scheibchen schneiden, Ananas in mittelgroße Stücke schneiden
- **Apfel-Ingwer-Basenwasser:** grünen Apfel und frischen Ingwer in Scheiben schneiden.
- **Ingwer-Zitronen-Basenwasser:** Bio-Zitrone und Ingwer in feine Scheiben schneiden.
- **Orangen-Melonen-Basenwasser:** 3 Scheiben Orange, 10 Kugel Melone.
- **Minz-Basenwasser:** Blätter von frischer Minze oder Zitronenmelisse leicht knicken, damit das begehrte Aroma sich besser entfalten kann.
- **Basilikum-Basenwasser:** Blätter von Basilikum, leicht knicken
- **Petersilien-Zitronen-Basenwasser** (Vitamin-Basenwasser): Bio-Zitrone in feine Scheiben schneiden, Petersilienstängel dazugeben.

Die Detox-Speisekammer: voll basisch

Basen-Speisekammer Basis	Basen-Speisekammer mit Ansprüchen
Kartoffeln, Knollensellerie, Karotten	Frühkartoffeln, Spargel, Fenchel, Kürbis, Rettich,Pastinaken, Topinambur, Petersilienwurzel, Rote Bete
Zwiebeln	rote Zwiebeln, Schalotten
Bio-Gemüsebrühe (Instant, hefefrei) aus dem Reformhaus oder Bioladen	Selbst gemachte Gemüsebrühe, Miso
grünes Gemüse wie Brokkoli, Zucchini, grüne Bohnen	grünes Gemüse wie Spinat, Babyspinat, Erbsen, Mangold
Gurke, Radieschen, Chicorée	Feldsalat, Rucola, Radicchio, Endivie, frische Sprossen
Weißkohl, Rotkohl, Chinakohl	Grünkohl, Wirsing, Spitzkohl, Sauerkraut (nicht pasteurisiert)
frisches, reifes Obst wie Äpfel, Birnen, Bananen,Beerenfrüchte, Johannisbeeren, Aprikosen, Kirschen, Pfirsich, Pflaumen, Melone	frisches, reifes Obst wie Grapefruit, Heidelbeeren, Brombeere, Trockenfrüchte (Aprikosen, ungeschwefelt)
Kräuter, getrocknet (Petersilie, Schnittlauch, Thymian, Oregano) oder TK Lorbeerblätter	frische Kräuter von der Fensterbank oder aus dem Garten, Dill, Basilikum, Majoran, Kümmel

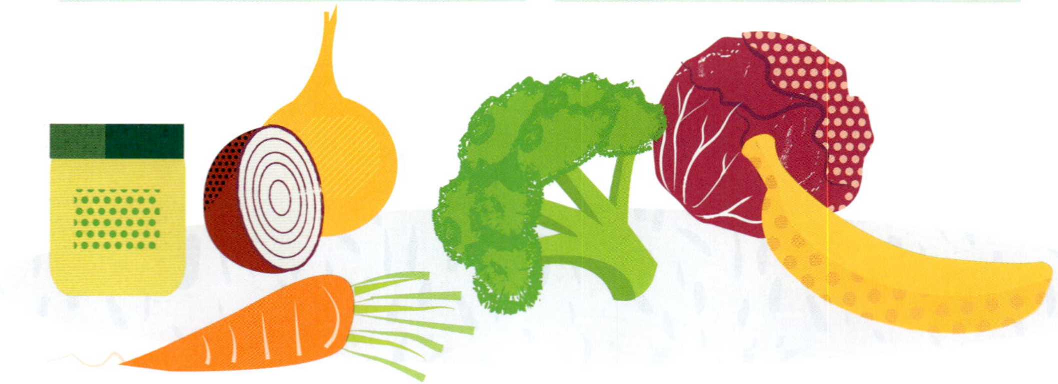

Basen-Speisekammer Basis	Basen-Speisekammer mit Ansprüchen
Kresse	Sprossen und Keimlinge
Zitronen	Limetten
Rapsöl, Olivenöl	Leinöl
Sesam Mandeln	Sonnenblumenkerne, Mandelmus, Haselnüsse, Maronen (Esskastanien)
Leinsamen	Flohsamen
Meersalz Pfeffer Apfelessig Tomatenmark	Kräutersalz, Gomasio (Sesamsalz) Meerrettich Tamari (fermentierte Sojasauce) Stevia
Kurkuma, Ingwer, Curry, Paprikapulver	Kardamom, Cumin, Chili, Kümmel
Kräutertee, Pfefferminztee	Brennnesseltee, Lindenblütentee
Hafer	Buchweizen
gesäuerte Milchprodukte (Kefir), Sojadrink	Nussdrink, Mandeldrink, Molke
Natron	Basenpulver

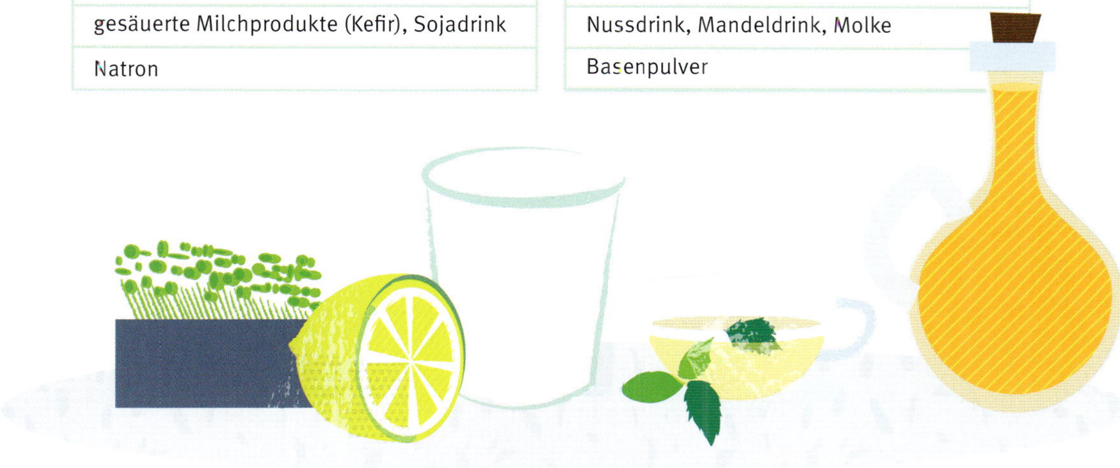

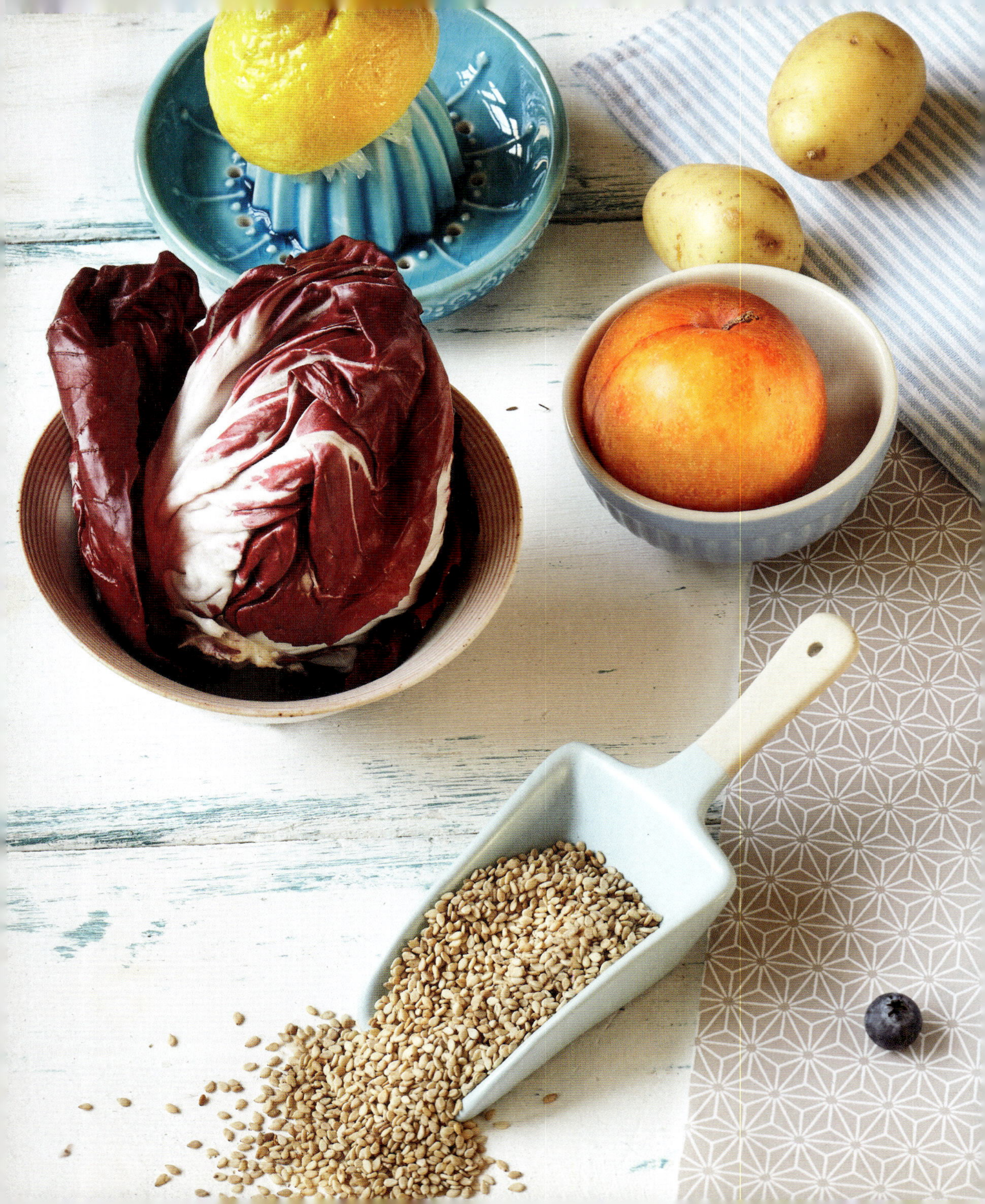

Schnelle Detox-Rezepte

Die Mengenangaben in den Rezepten reichen für 1-2 Portionen.

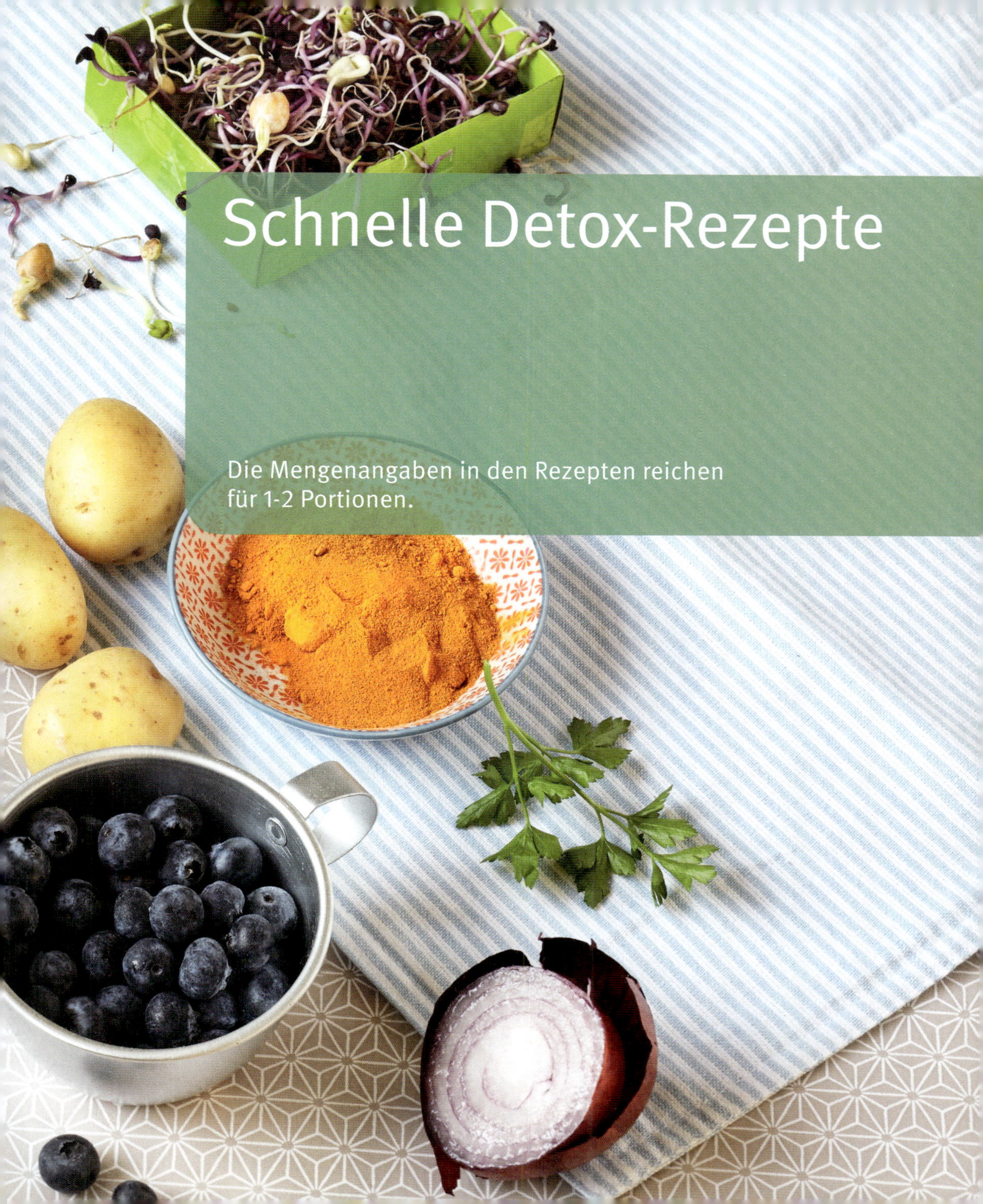

DIE 8 BESTEN EXPRESS-KARTOFFEL-REZEPTE

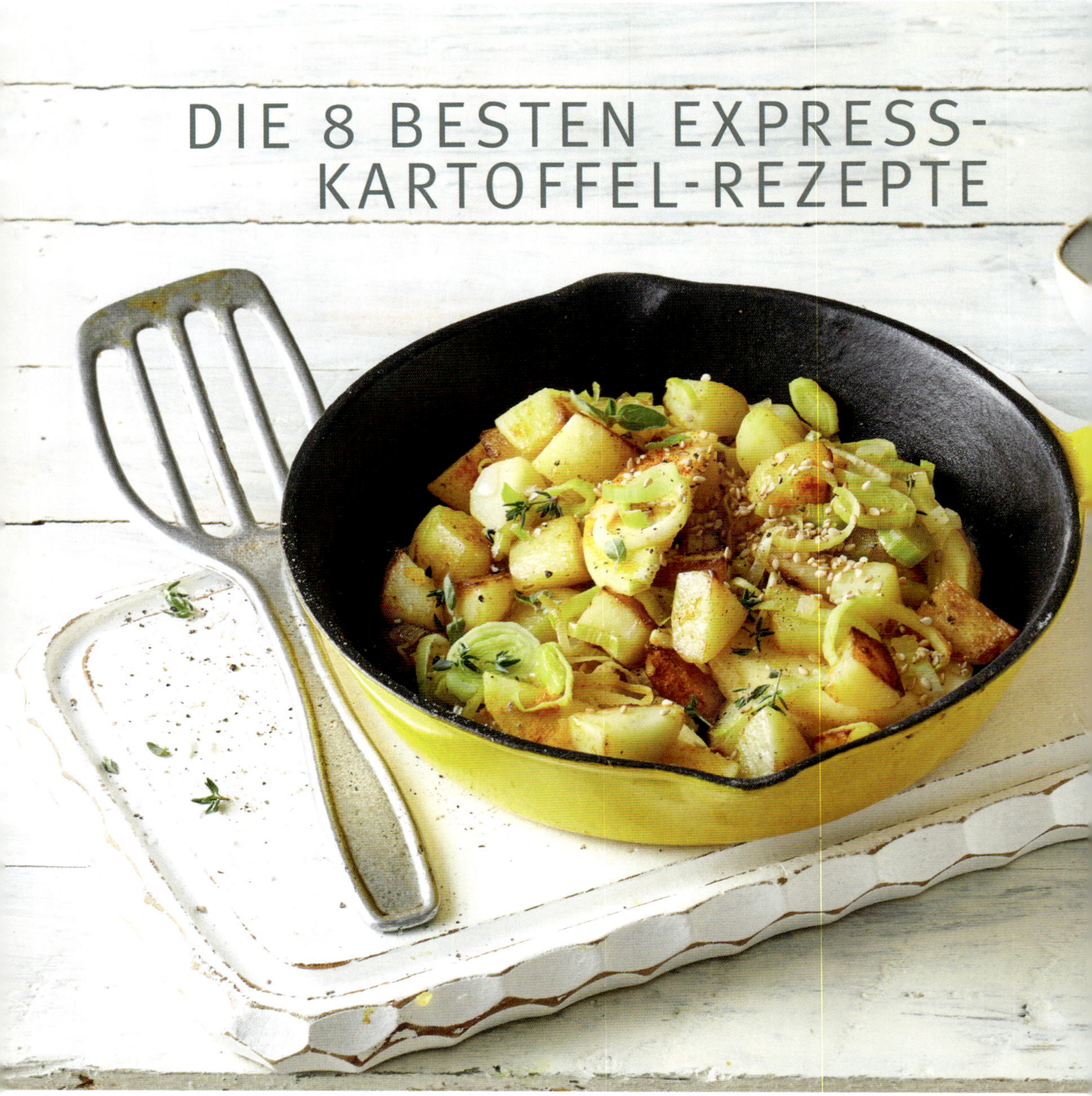

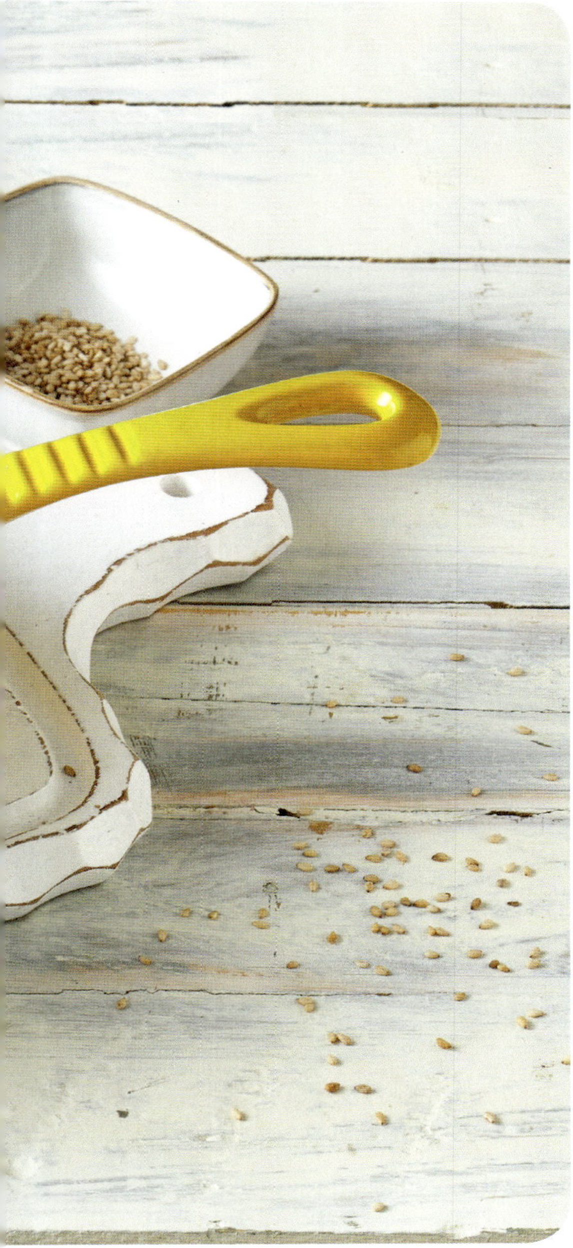

Vorurteile über Bord werfen

Die erdigen Individualisten sind ideal für die schnelle Detox-Küche und Allrounder beim Entgiften und Entsäuern. Man kann sie in unzähligen Variationen zubereiten.

Ob sie als Hauptzutat, als Beilage, als Salat und Suppe, gar als Soßenbinder oder im Dressing auf den Teller purzeln: Die tollen Knollen sind extrem wandlungsfähig und gleichzeitig reich an Basen wie Kalium, Kalzium und Eisen, hochwertigem Eiweiß, das der Körper bestens aufnimmt, darmfreundlichen Ballaststoffen und enthalten fast kein Fett. Kartoffeln kann man in der Schale kochen, das schützt vor Nährstoffverlust.

Gutes von gestern

Und was noch besser ist: Vom Vortag bzw. gekocht und abgekühlt, sind Kartoffeln für die gesunden Darmbakterien von unschätzbarem Wert. Die sogenannte resistente Stärke, die durch den Koch- und Abkühlprozess entsteht, ist Nahrung für die verarmte Darmflora und baut diese wieder auf. Deshalb: Wer Kartoffeln auf Vorrat kocht, spart Zeit und erhöht die Wertigkeit der Knollen.

Kartoffel-Rucola-Püree

400 g Kartoffeln • 150 ml Gemüsebrühe • Muskatnuss • etwas Zitronensaft • 1 TL Öl • ½ Bund Rucola (oder frische Kresse)

- Kartoffeln mit 150 ml Gemüsebrühe weich kochen. Stampfen, frisch geriebene Muskatnuss, einen Spritzer Zitrone und Öl unterheben.

- Rucola waschen, fein hacken und unterheben – fertig. Würzen nach Belieben.

Apfel-Kartoffel-Pfanne

2 Äpfel • 6 Kartoffeln • 1 Stange Lauch • 1 Zwiebel • 1 EL Rapsöl • Meersalz • Pfeffer • Kräuter • Kurkuma • Paprika • Sesamsamen

- Äpfel schälen, entkernen, in Stücke schneiden. Kartoffeln schälen, waschen und in kleine Würfel schneiden. Lauch waschen, putzen und in feine Ringe schneiden. Zwiebel würfeln.

- Öl in einer Pfanne erhitzen, Kartoffeln anbraten, anschließend Zwiebeln, Lauch und Äpfel dazugeben und etwa 5 bis 10 Min. köcheln lassen. Mit Gewürzen abschmecken, mit frischen Kräutern und Sesamsamen bestreuen.

TIPP Rohe Kartoffeln, in kleine Würfel geschnitten, garen in der Pfanne schnell. Wenn man bereits gekochte Kartoffeln vom Vortag hat, kann man diese verwenden. Dann geht‘s noch schneller.

Kartoffelsuppe

1 Zwiebel • 500 g mehlig kochende Kartoffeln • 50 g Sellerie • 1 Karotte • ½ Apfel • 2 EL Öl • 1 l Gemüsebrühe • frische Kräuter oder Majoran • 1 Bund Frühlingszwiebeln

- Zwiebel hacken. Kartoffeln schälen und in Würfel schneiden, Sellerie und Karotte schälen und raspeln. Apfel schälen und in Stücke schneiden.

- Alles im Topf mit dem heißen Öl andünsten, mit Gemüsebrühe auffüllen und etwa 15 Min. köcheln lassen. Anschließend pürieren, mit den Kräutern abschmecken, Frühlingszwiebeln in feine Ringe schneiden. Kurz in der heißen Suppe mitziehen lassen. Mit frischen Kräutern bestreuen.

Pellkartoffeln mit Dip

6 mittelgroße Kartoffeln • 1 Lorbeerblatt • 2 TL Leinöl • 4 EL Sauerrahm • Kräutersalz • frische Kräuter wie Dill und Schnittlauch

- Kartoffeln waschen und bürsten. In Wasser oder Gemüsebrühe geben, Lorbeerblatt beigeben und im geschlossenen Topf in ca. 15 Min. gar kochen.

- Für den Dip Leinöl mit Sauerrahm verrühren, mit Kräutersalz abschmecken und frische Kräuter unterheben.

Kartoffelsalat mit Basenplus

500 g Kartoffeln • 2 TL Öl • 50 ml Gemüsebrühe • 1 EL Apfelessig • wenig Salz • Pfeffer • frischer Schnittlauch

- Kartoffeln mit der Schale weich dämpfen, schälen und in dünne Scheiben schneiden. Entweder warm oder abgekühlt mit Öl, Gemüsebrühe, Apfelessig, wenig Salz und Pfeffer abschmecken. On top: gehackter frischer Schnittlauch.

Variante Als Basenplus noch dünne Gurkenscheiben, geraspelten Sellerie, sehr fein geschnittenen Endiviensalat, Stangensellerie-Scheibchen, Kresse oder Apfelstückchen zugeben.

Portugiesische Kartoffeln

1 Zwiebel • 500 g kleine Bio-Kartoffeln • 2 EL Olivenöl • 1 Paprika • 1 TL Paprikapulver, scharf • Chiliflocken nach Belieben • 1 TL Senf • 250 g passierte Tomaten (aus Glas oder Dose) • 300 ml Gemüsebrühe • ¼ TL Kurkuma • Kräuter wie Majoran, Thymian

- Zwiebel hacken. Kartoffeln mit der Schale im Öl etwa 5 Min. anbraten. Paprika in Streifen schneiden und mit Zwiebelwürfeln, Senf, Paprikapulver und Chili dazugeben und 3 Min. braten. Gemüsebrühe und Tomaten hinzufügen und 15 Min. köcheln.

- Mit Kurkuma und Kräutern nach Belieben würzen. Schmeckt warm oder zum Mitnehmen am nächsten Tag.

Kartoffeln vom Blech

6 mittelgroße Kartoffeln • 5 TL Olivenöl • 2 EL Kümmel • 2 EL Majoran • Kräutersalz

- Kartoffeln waschen und bürsten. Der Länge nach halbieren. Ein Backblech dünn mit Öl bepinseln und den Backofen auf 180° C vorheizen. Kümmel, Majoran und Kräutersalz mischen, die Schnittfläche der Kartoffeln mit der Hälfte der Mischung bestreuen.

- Kartoffeln mit der Schnittfläche nach unten auf das Blech legen. Schale mehrmals einritzen, mit dem restlichen Öl bestreichen und der Kräutermischung bestreuen.

- Auf der mittleren Schiene im Ofen in 30 bis 40 Min. garen.

Das passt dazu Avocado-Creme, Salat oder Gemüse oder Raw, Kresse

TIPP Die Zeit, während die Kartoffeln im Ofen vor sich hin brutzeln, für ein Entsäuerungsbad oder basisches Fußbad nutzen.

Kartoffelcreme

500 g gekochte Salzkartoffeln • 2 TL Knoblauchpulver • 2 EL Olivenöl • 1 EL saure Sahne oder Joghurt • 2 EL frischer Zitronensaft • Meersalz • Pfeffer • 2 EL grob gehackte Haselnüsse • Kräuter

- Kartoffeln mit einer Gabel fein zerdrücken (oder durch eine Kartoffelpresse drücken). Alle Zutaten verrühren und abschmecken. Nüsse locker untermischen und mit Kräutern bestreuen.

- Die Creme ist gut zum Vorbereiten und hält sich im Kühlschrank 2 Tage.

DIE 8 BESTEN DETOX-SMOOTHIES UND -DRINKS

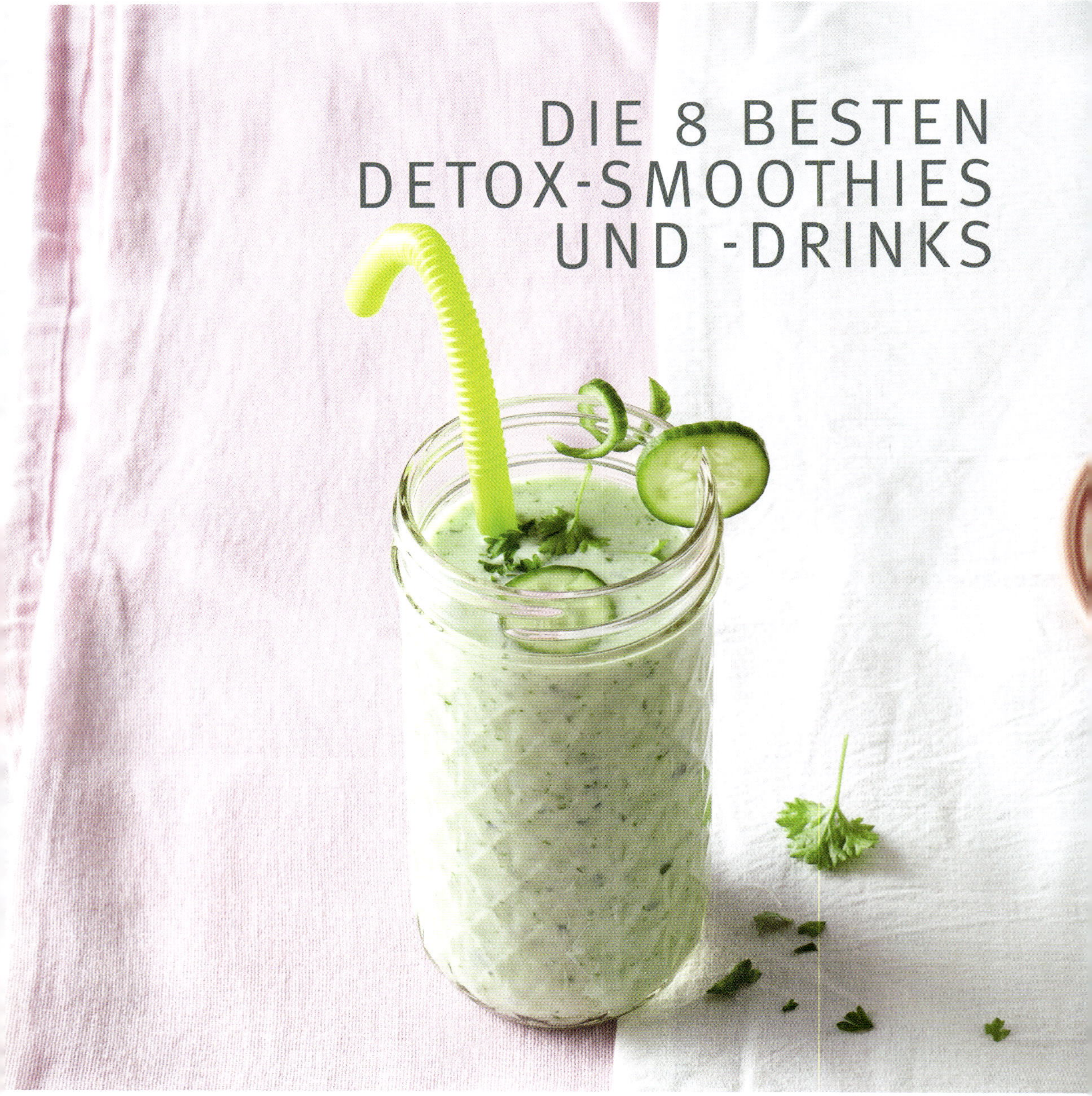

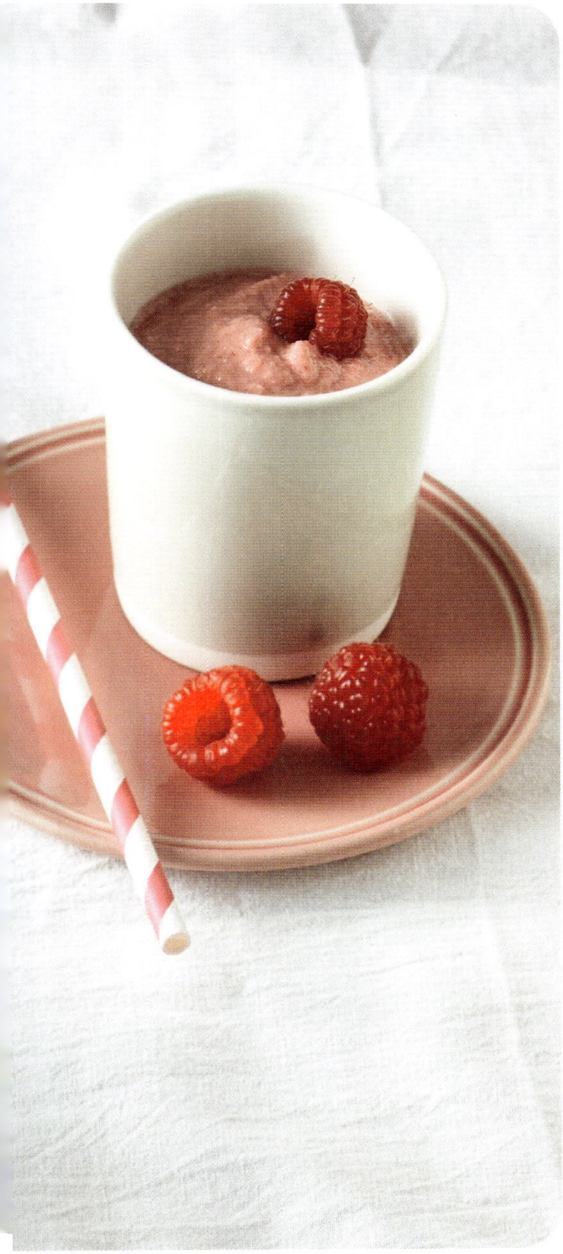

Grüne Smoothies haben hohe Detox-Kraft und sind ruckzuck zubereitet. Man fängt am besten mit kleinen Mengen an, damit sich der Körper daran gewöhnen kann, das heißt, schluckweise trinken und gut einspeicheln. Bio-Ware verwenden, sonst nimmt man ggf. ungewollt Reste von chemischen Spritzmitteln auf!

Für den Detox-Smoothie kann man einfach nehmen, was man zu Hause hat:

- Grünzeug: Gurke, Spinat, Kräuter oder Grünkohl. Super geeignet sind auch Blattsalate, Feldsalat, Mangold, Radieschengrün, das Grün von Karotten und Roter Bete, Stangensellerie, Wirsing, Petersilie, Schnittlauch, Dill und Sprossen aller Art.
- Helles Obst: Apfel, Banane, Birne, Ananas, Papaya, Mango oder Melone
- Extras: Ingwer, Mandeln, Matcha-Pulver oder Sesam
- Flüssigkeiten: Wasser, abgekühlter Tee, Sojadrink, Mandel- oder Nussdrink

Hat man gerade kein frisches Gemüse da, kann man auf getrocknete, gemahlene Bio-Rohkost in Form von Brokkoli, Spinat oder Grünkohl zurückgreifen.

Grünzeug-Putzer

1 Birne (oder 1 Apfel) • 1 Banane • 2 Handvoll Grünzeug wie Spinat, Minze oder Brennnesseln

● Birne waschen, Kerngehäuse entfernen und Birne in Stücke schneiden, Banane schälen und Grünzeug waschen. Alles zusammen mit etwas Wasser sämig mixen. Mit Wasser auffüllen und kurz aufmixen.

Grüner Detox-Smoothie

1 Birne • 1 Banane • 2 Handvoll Babyspinat • 1 daumennagelgroßes Stück Ingwer • 50 ml Apfelsaft • 150 ml Wasser

● Birne waschen, Kerngehäuse entfernen und Birne in Stücke schneiden, Banane schälen, Spinat waschen, Ingwer schälen. Alles zusammen mit etwas Wasser sämig mixen. Restliches Wasser und Apfelsaft zugeben und kurz aufmixen.

Gurken-Drink

200 g Salatgurke • 200 g Naturjoghurt • glatte Petersilie

● Gurke waschen (bei Bio-Gurke kann die Schale mitgegessen werden), zerkleinern und mit Petersilie und Joghurt pürieren.

Blitz-Detox-Smoothie

600 g Wassermelone • 250 Heidelbeeren

● Wassermelone schälen und entkernen, zusammen mit den Heidelbeeren pürieren.

TIPP Man kann die Smoothies auch löffeln, das regt die Speichelproduktion und Resorption der Detox-Stoffe besonders intensiv an.

Power-Smoothie

1 Apfel • 1 Handvoll Himbeeren (oder andere Beeren) • 2 EL Haferflocken Feinblatt • 1 EL Mandelmus (oder geriebene Mandeln)

- Apfel waschen, entkernen und in Stücke schneiden. Alle Zutaten pürieren und nach Belieben Wasser dazugeben, bis die gewünschte Konsistenz erreicht ist.

- Nach Bedarf mit Eiswürfeln kühlen.

Detox-Bombe

2 Rote Bete • 2 Karotten • 2 Äpfel

- Rote Bete und Karotten schälen. Zusammen mit den Äpfeln entsaften.

Grapefruit-Drink

2 rosa Grapefruits • 4 Karotten • 2 Äpfel

- Grapefruit auspressen, geschälte Karotten und Äpfel entsaften.

TIPP Grapefruit enthält Stoffe, die reinigen und sogar gegen Krebs vorbeugen sollen.

Warme Basen-Milch

250 ml Mandeldrink • 1 TL Kurkuma • 1 Msp. schwarzer Pfeffer • 1 Msp. Zimt • 1 Msp. Kardamom • 1 kleines Stück Ingwer

- Mandeldrink erwärmen, Ingwer schälen und fein hacken. Gewürze dazugeben.

SCHNELLE LECKERE KOHL-REZEPTE

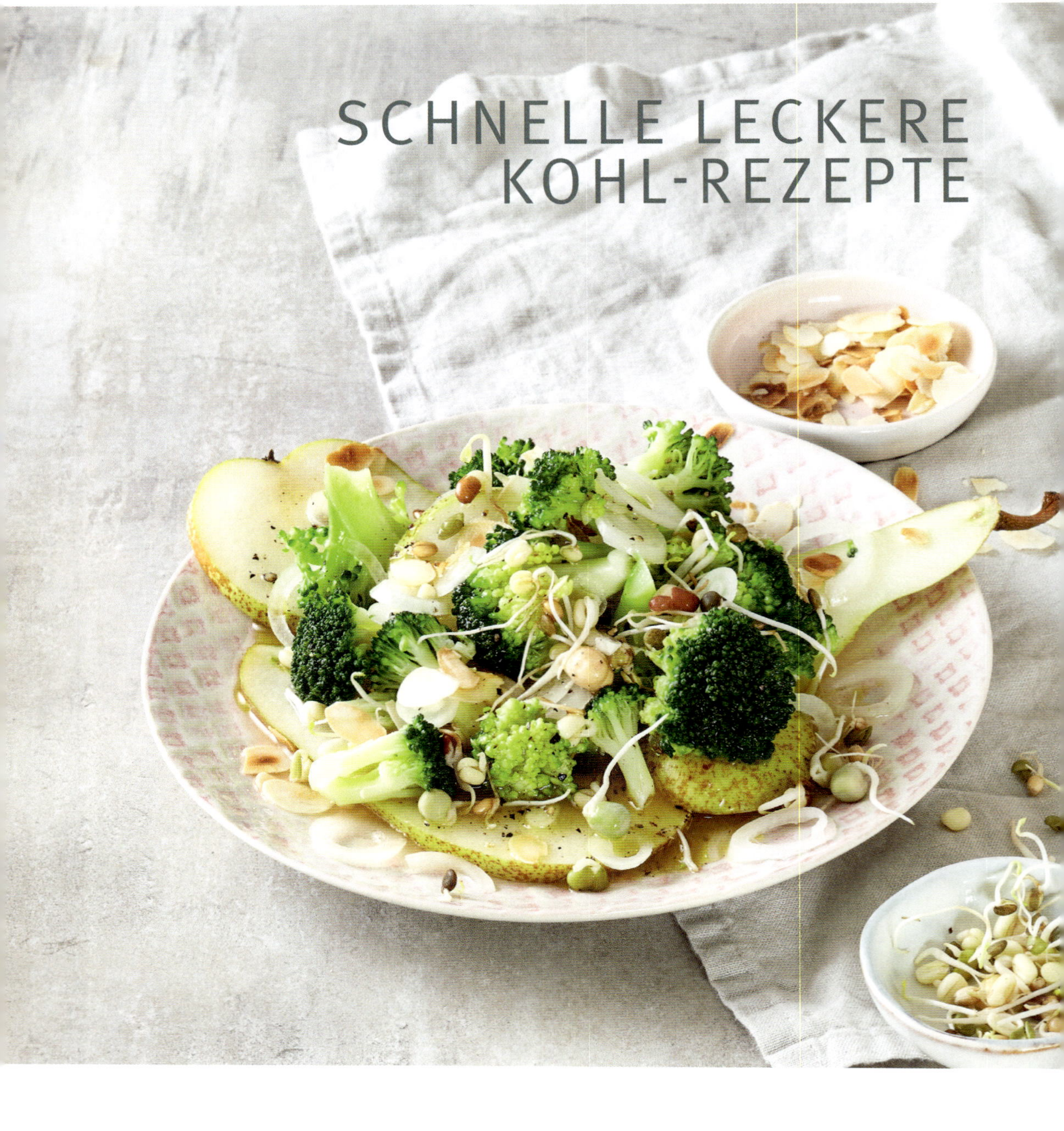

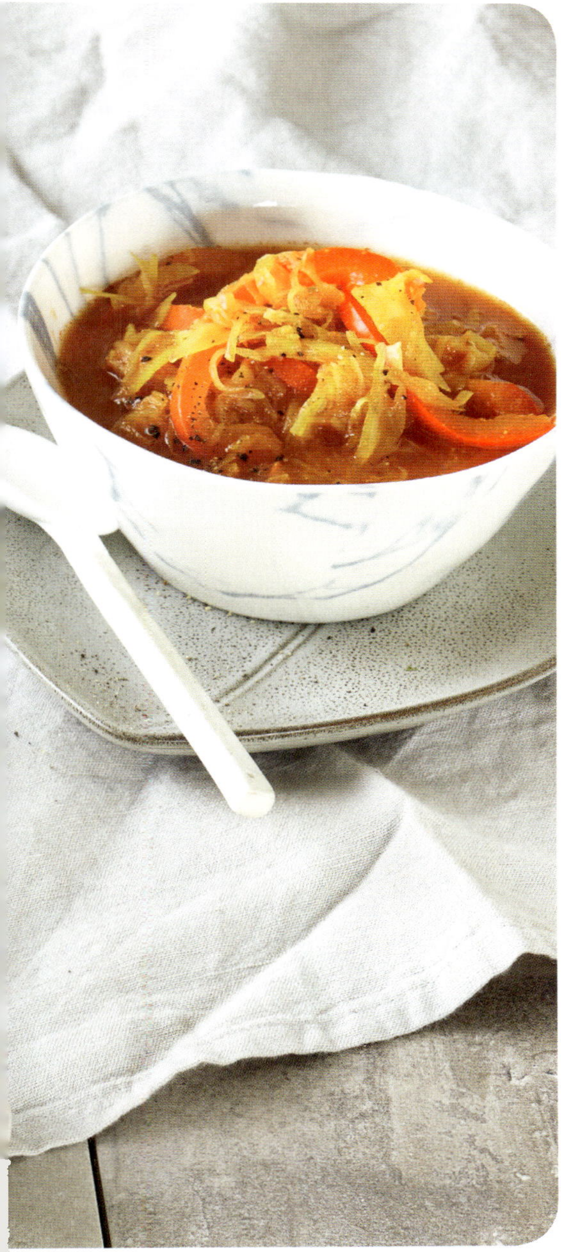

Alle Kohlarten – wie Weißkohl, Brokkoli, Blumenkohl oder Chinakohl – enthalten neben basischen Mineralien als besonders wertvolle Inhaltsstoffe Senfölglykoside. Durch die Verarbeitung bilden sich die heilkräftigen Senföle mit großer Detox-Kraft. Diese wirken wie natürliche Antibiotika und schützen die Zellen vor schädlichen Umweltgiften.

Sauerkraut ist fein gehobelter und gesalzener Weißkohl. Es schmeckt sauer, ist aber basisch. Am besten nur frisches, nicht pasteurisiertes Sauerkraut nehmen. Sauerkraut enthält viel Vitamin A, C und B-Vitamine. Auch basische Mineralien und Spurenelemente wie Kalzium und Zink sind großzügig vertreten. Das Kraut ist reich an Ballaststoffen und lebenden Milchsäurebakterien. Milchsäure verbessert die Darmflora und die Resorption basischer Mineralstoffe.

- **Raw**: Dann profitiert man von der Milchsäure. Auch toll: Die Milchsäurebakterien bilden während der Fermentation des Kohls Vitamin B_{12}. Sauerkraut reinigt den Darm, pflegt die Darmwand und hilft bei Verstopfung.
- **Sanft gekocht bzw. erwärmt:** Dann nimmt man viel Vitamin C auf.
- **Als Suppe**: Damit kann man sogar noch abnehmen, wenn man will.

Brokkoli-Salat

500 g Brokkoli • 1 Zwiebel • 1 EL Zitronensaft • Salz • Pfeffer • 1 Birne oder 1 Apfel • Sprossen (optional) • 2 TL Mandelblättchen

● Brokkoli in 5 bis 6 Min. blanchieren. Zwiebel würfeln und mit ÖL, Zitronensaft, Salz und Pfeffer verrühren. Birne oder Apfel klein schneiden und mit Brokkoliröschen und Dressing vermengen. Mit Sprossen und Mandelblättchen bestreuen.

Sauerkraut-Trauben-Salat

300 g frisches Sauerkraut • 1 rote Zwiebel • 200 g helle kernlose Trauben • 1 EL Rapsöl • Salz • Pfeffer • 1 Prise Paprika • ¼ TL Kreuzkümmel (Cumin) • 2 TL Mandelblättchen

● Sauerkraut auseinanderzupfen, Zwiebel fein hacken. Trauben halbieren und mit den Zwiebeln zum Kraut geben.

● Aus den übrigen Zutaten ein Dressing rühren, vermischen. Mit Mandelblättchen bestreuen.

Scharfer Spitzkohl

½ Spitzkohl • 1 Chilischote • 1 Zwiebel • 1 EL Rapsöl • 1 TL Kümmel • Salz • Pfeffer • 1 EL Sahne

● Spitzkohl in Streifen schneiden. Chilischote entkernen und sehr fein hacken. Zwiebel hacken.

● Zwiebel, Chili und Kümmel in Öl anschwitzen. Spitzkohl dazugeben. 5 Min. bei schwacher Hitze köcheln. Sahne darübergeben, mit Salz und Pfeffer abschmecken.

Curry-Chinakohl

500 g Chinakohl (oder Wirsing) • 1 rote Zwiebel • 1 TL Rapsöl • 1 EL Curry • 1 Msp. Muskatnuss • Pfeffer • Meersalz

● Chinakohl fein schneiden. Zwiebel fein hacken und mit dem Öl andünsten, Kohl dazugeben. Leicht schmoren lassen, würzen.

Wirsing mit Äpfeln und Mandeln

1 Zwiebel • 300 g Kartoffeln • 1 kleiner Wirsing • 2 EL Rapsöl • 250 ml Gemüsebrühe • 2 Äpfel • 100 g Mandeln, gehackt • Petersilie • Schnittlauch • Muskatnuss • Salz • Pfeffer • Kresse

- Zwiebel klein schneiden. Kartoffeln schälen, sehr klein würfeln. Wirsingblätter in Stücke schneiden.

- Zwiebel in 1 EL Öl anschwitzen, bis sie glasig sind. Kartoffeln dazugeben, kurz anbraten, mit Gemüsebrühe ablöschen.

- Etwa 10 Min. köcheln, Wirsing dazugeben und etwa 5 Min. dünsten. Äpfel in kleine Stücken schneiden und dazugeben. Mit Gewürzen abschmecken und mit gehackten Kräutern und Mandeln bestreuen.

TIPP Auch äußerlich entfaltet das Kohlblatt seine heilende Wirkung. Die Blätter von Weißkohl oder Wirsing (harten Strunk entfernen, Blätter walken, damit die Säfte austreten) als Umschläge auf schmerzendes Knie, Ellenbogen oder Hüfte legen, lindert Beschwerden und leitet unerwünschte Substanzen aus.

Sauerkraut-Suppe

300 g frisches Sauerkraut • 1 rote Paprikaschote • 1 Kartoffel • 600 ml Gemüsebrühe • ½ TL Cumin • ½ TL Kurkuma • 2 EL Tomatenmark • Meersalz • Pfeffer • 1 TL Paprika, edelsüß

- Sauerkraut kleiner schneiden. Paprika waschen, halbieren, entkernen und in feine Streifen schneiden. Kartoffel schälen, waschen und grob raspeln.

- Gemüsebrühe in einem Topf zum Kochen bringen, Sauerkraut und Cumin hinzufügen und etwa 10 Min. bei mittlerer Temperatur im geschlossenen Topf köcheln lassen.

- Kartoffelraspel, Paprikastreifen, Tomatenmark, Kurkuma und Paprikapulver zur Suppe geben und weitere 10 Min. im geschlossenen Topf leise köcheln lassen.

- Nach Bedarf noch etwas Brühe auffüllen. Mit Salz und Pfeffer abschmecken.

DIE BESTEN DETOX-TO-GO-REZEPTE

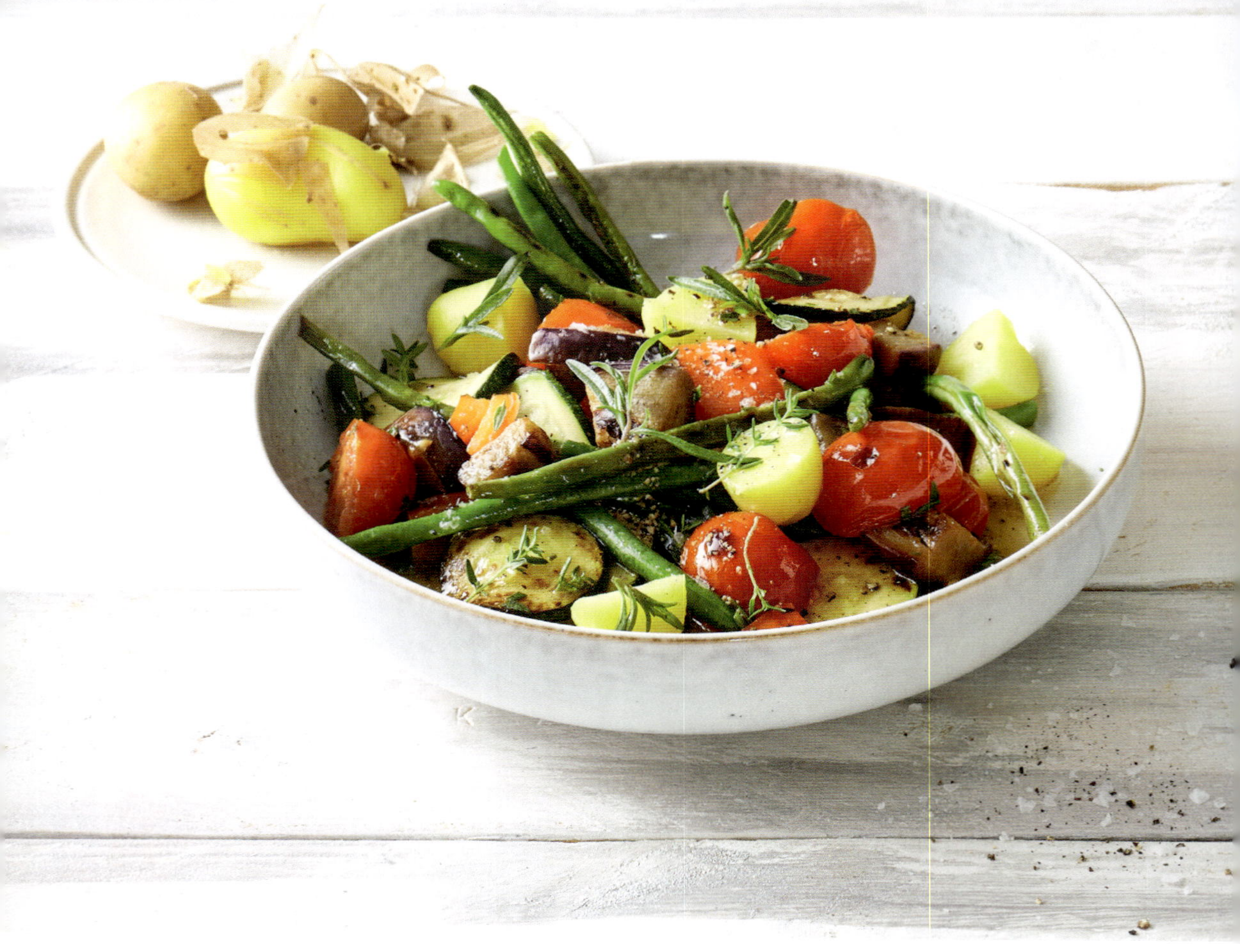

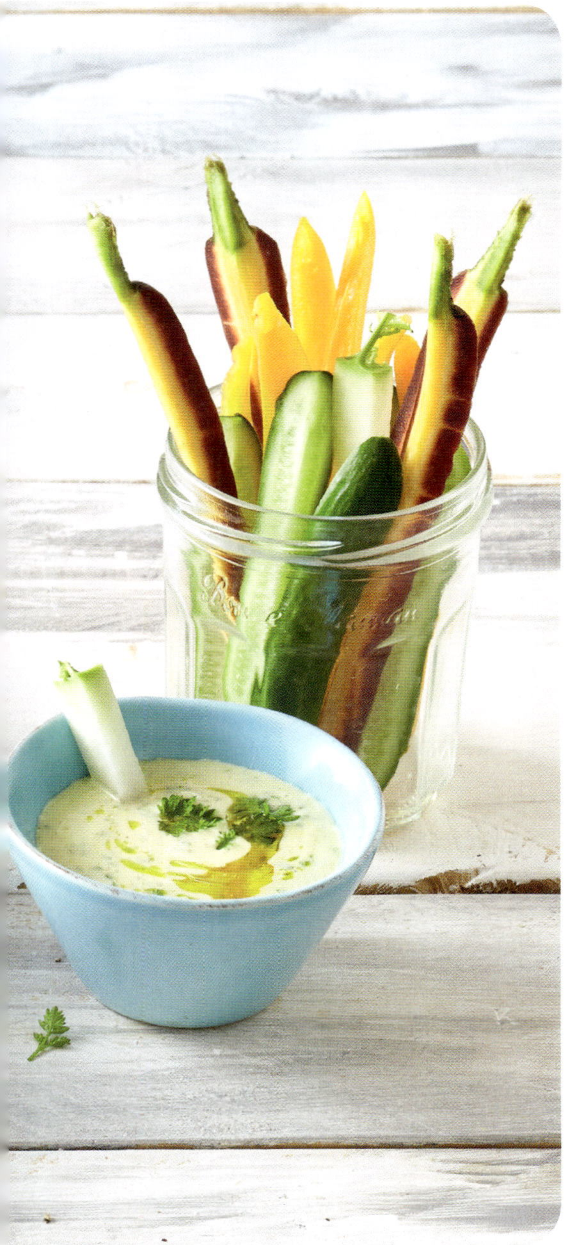

Arbeiten, Stress, häufig unterwegs = keine Zeit, um gesund zu essen? Auswärts essen ist oft kohlenhydratlastig, übersäuernd und belastet den Körper. Warum nicht eine Portion mehr am Tag vorher zubereiten oder eines der To-go-Rezepte am Abend vorbereiten und am nächsten Tag mitnehmen? Viele Rezepte kann man sogar fix zubereiten, bevor man losmuss.

Buchweizen und Quinoa kann man auf Vorrat kochen, gleich warm eine Portion zu Gemüse essen und abgekühlt als Salatzutat für To-go-Rezepte verarbeiten. Buchweizen und Quinoa gehören zum sogenannten Pseudogetreide. Die stärkehaltigen Körner sind eine gute Alternative zu Weizen & Co. Sie liefern viele wichtige basische Nährstoffe und sind vielseitig verwendbar.

Der glutenfreie Buchweizen enthält viel Kalium und Magnesium. Quinoa ist glutenfrei und gedeiht auch in Mitteleuropa. Er ist reich an Kalium, Magnesium, Eisen und Kupfer sowie hochwertigem Eiweiß.

Gemüsesticks

Gemüse nach Belieben wie rote Paprikaschote, Karotte, Gurke, Stangensellerie, Kohlrabi

- Gemüse waschen und putzen. In Stifte bzw. Streifen schneiden und zum Mitnehmen verpacken.
- Einen der folgenden Dips zubereiten und abfüllen. Fertig ist der leckere Gemüse-Snack mit Dip to go.

Petersilien-Joghurt-Dip

1 Bund Petersilie (frisch oder TK) • 1 Becher Joghurt oder Sojajoghurt • 1 Spritzer Zitrone • 1 TL Öl (z. B. Leinöl) • 1 TL Curry • Meersalz • Paprika

- Petersilie fein hacken und mit dem Spritzer Zitrone und dem Öl unter den Joghurt rühren.
- Nach Belieben mit Meersalz, Curry und Paprika abschmecken.

Schnittlauch-Dip

1 Bund Schnittlauch • 1 Spritzer Zitrone • 100 g saure Sahne • Meersalz • Curry • Paprika

- Schnittlauch fein hacken und mit dem Spritzer Zitrone unter die saure Sahne rühren.
- Nach Belieben mit Meersalz, Curry und Paprika abschmecken.

Kräuter-Pur-Dip

1 Bund Kräuter (Petersilie, Kerbel, Basilikum o. Ä.) • 1 Knoblauchzehe • 1 TL Öl • Salz • Pfeffer

- Kräuter mit etwas Wasser im Mixer zerkleinern. Fein gehackten Knoblauch und Öl unterziehen und mit Salz und Pfeffer abschmecken, zu Gemüse und Raw Food aller Art

Marinierter Topinambur

300 g Topinambur • 1 EL Olivenöl • Zitronensaft • Senf • Kräutersalz • Knoblauchsalz • Schnittlauch, fein gehackt

- Topinambur schälen, waschen, in dünne Scheiben hobeln, in Salzwasser blanchieren und abtropfen lassen. Aus den restlichen Zutaten ein Dressing rühren, Topinambur darin marinieren.

- Über Nacht ist der Salat gut durchgezogen – ideal zum Mitnehmen am nächsten Tag.

Beeriger Smoothie to go

300 g gemischte TK-Beeren (Blaubeeren, Himbeeren, Erdbeeren) • 200 g Kefir oder Mandelmilch • 1 Prise Zimt

- Beeren mit Kefir und Wasser nach Bedarf mixen. Mit Zimt verfeinern. In eine To-go-Flasche füllen.

Rohe Kohlrabi-Nudeln

1 Kohlrabi • 1 TL Rapsöl • 1 TL Zitrone • frische Kräuter • Salz • Pfeffer

- Kohlrabi schälen, in einem Spiralschneider zu Nudeln drehen oder mit dem Sparschäler in Streifen schneiden. Kleine Kohlrabiblätter fein hacken. Mit den übrigen Zutaten vermischen und Kohlrabi-Nudeln damit marinieren. On top frische Kräuter.

Alles essen Das Grünzeug von Radieschen, Möhren, Kohlrabi & Co. enthält reichlich entzündungshemmende Antioxidanzien und basische Mineralstoffe. Die knackig-frischen, fein verlesenen Blätter schmecken aromatisch und sind detox-intensiv, deshalb unbedingt mitverarbeiten.

Ratatouille-Salat

1 kg Gemüse wie grüne Bohnen, roter Paprika, Tomaten, Zucchini, Aubergine • 1 EL Rapsöl oder Olivenöl • Zitronensaft • Bohnenkraut • Salz • Pfeffer • Kräuter • Pellkartoffel nach Belieben

- Gemüse putzen, waschen und im Öl schmoren (wenn vorhanden im Wok), es sollte noch knackig sein.

- Das aus den übrigen Zutaten gerührte Dressing unter das lauwarme Gemüse geben. Kräuter wie Petersilie waschen, Blätter und Stängel hacken.

- Sättigender wird der Salat durch die Zugabe von Pellkartoffel-Stücken.

Variante ½ Kürbis, 1 Zucchini, 1 rote Zwiebel, 1 EL Rapsöl, 1 Knoblauchzehe, frische Petersilie oder andere Kräuter nach Wahl, Kürbiskerne. Zubereitung wie oben. Im Winter verwendet man für dieses Gericht Brokkoli, Chinakohl oder Spitzkohl.

Express-Karottensuppe

1 Gläschen Bio-Babykost (125 g oder 190 ml Inhalt) der Sorte »Pure Karotte« oder »Karotte mit Kartoffeln« • etwas Gemüsebrühe • 1 TL Öl • Salz

- Inhalt des Gläschens erwärmen, dazu noch etwas Gemüsebrühe, Salz und Öl geben. – Schon ist die warme Karottensuppe fertig. Gleich verzehren oder zum Mitnehmen abfüllen.

- Ein Gläschen mit 125 g oder 190 ml Inhalt entspricht etwa 150 ml oder 250 ml selbst hergestellter Karottensuppe.

Variante Bestens geeignet sind weiterhin die Gläschen »Kürbis pur« für eine leckere Kürbissuppe sowie »Süßkartoffeln« für eine schnelle Süßkartoffelsuppe.

TIPP Rohe Karotten haben nicht die Balsam-Wirkung wie gedämpfte auf den Darm. Erst durch den Kochvorgang werden spezielle Kohlenhydrate (kleinste Zuckermoleküle), sogenannte Oligogalacturonsäuren, freigesetzt. Sie besetzen die Rezeptoren in der Darmwand und blocken Erreger und belastende Substanzen ab.

Schnelle Gemüse-Pasta

2 Schalotten (oder 1 kleine Zwiebel) • 1–2 Kohlrabi • 2 Tomaten • 1 EL Olivenöl • 1 Tasse Gemüsebrühe • Meersalz • Pfeffer • Paprika • Kurkuma • Sesam oder Sonnenblumenkerne

- Schalotten fein schneiden. Kohlrabi schälen und mit dem Sparschäler oder dem Spiralschneider in längliche Nudeln schneiden, Kohlrabigrün fein hacken, Tomaten achteln.

- Öl in einer Pfanne erhitzen, Schalotten anschwitzen, Tomaten und Kohlrabi dazugeben. Mit Brühe ablöschen, etwa 5 Min. dünsten. Kohlrabigrün unterheben, mit Salz, Pfeffer, Paprika und Kurkuma würzen. Mit Sesam oder Sonnenblumenkernen bestreuen. Schmeckt warm oder kalt.

Das passt dazu Tomatensauce (siehe rechts)

Variante statt Kohlrabi die Gemüse-Nudeln aus Karotten oder Zucchini herstellen

Fixe Tomatensauce

1 Knoblauchzehe • 1 EL Olivenöl • 2 EL Tomatenmark • 1 Dose Bio-Tomaten, stückig • 250 ml Gemüsebrühe • Chilipulver • Paprika • Salz • Pfeffer • Oregano, Thymian und Basilikum (frisch oder getrocknet)

- Knoblauchzehe fein hacken, Öl in einem Topf erhitzen und Knoblauch darin anbraten. Tomatenmark dazugeben, kurz mitrösten.

- Tomaten aus der Dose und Gemüsebrühe zugeben. Etwa 10 Min. köcheln lassen. Mit Gewürzen und Kräutern abschmecken.

Das passt dazu Gemüse-Pasta (siehe links) oder jedes andere Raw Food.

TIPP Tomaten am besten gekocht und in Kombination mit etwas Öl essen, da das zellschützende und krebsvorbeugende Lycopin fettlöslich ist. Tomatenmark enthält besonders viel Lycopin (kommt auch in roten Grapefruits und Wassermelonen vor).

FÜRS BÜRO: DETOX-SALATE MIT OBST UND GEMÜSE

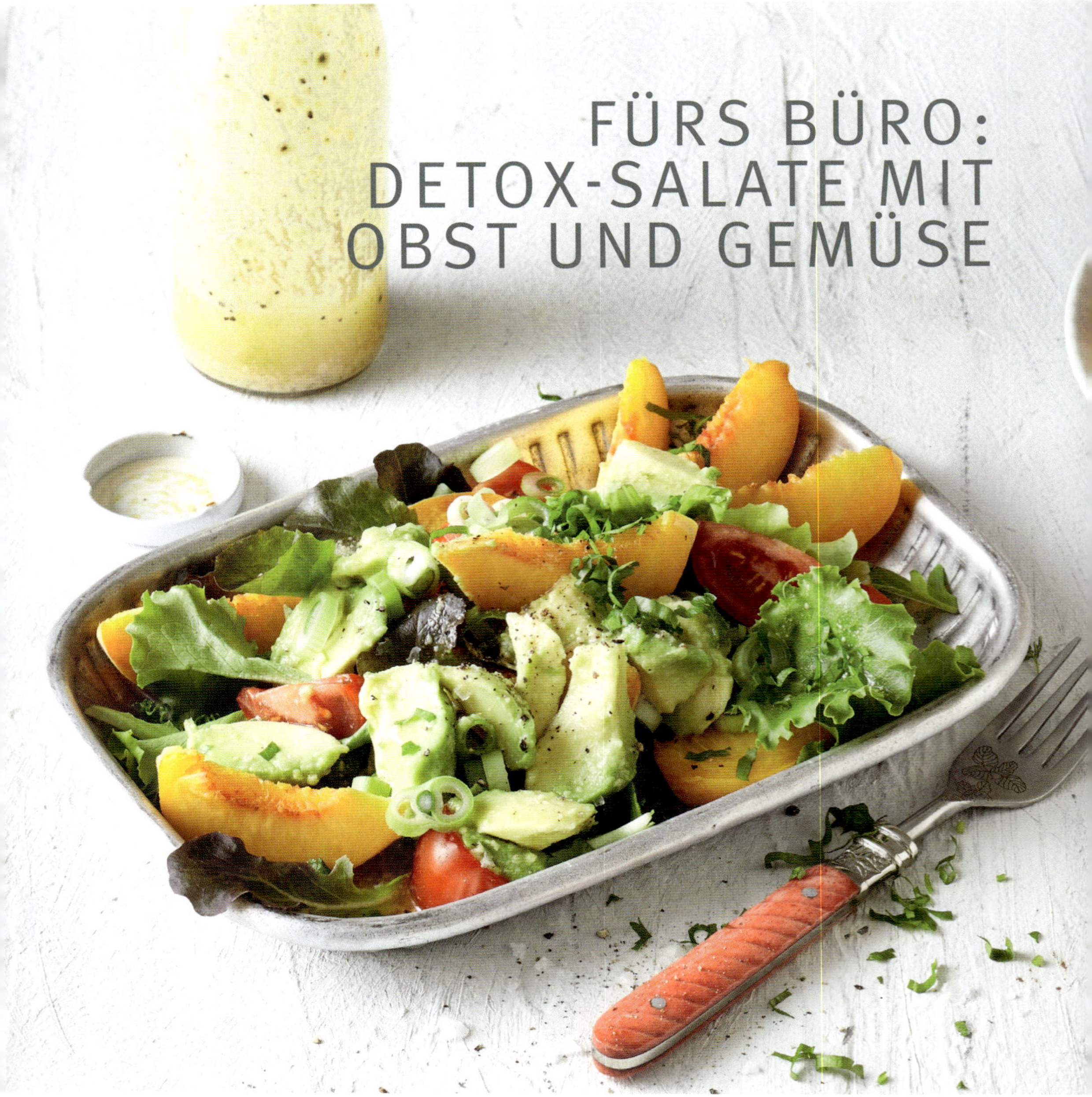

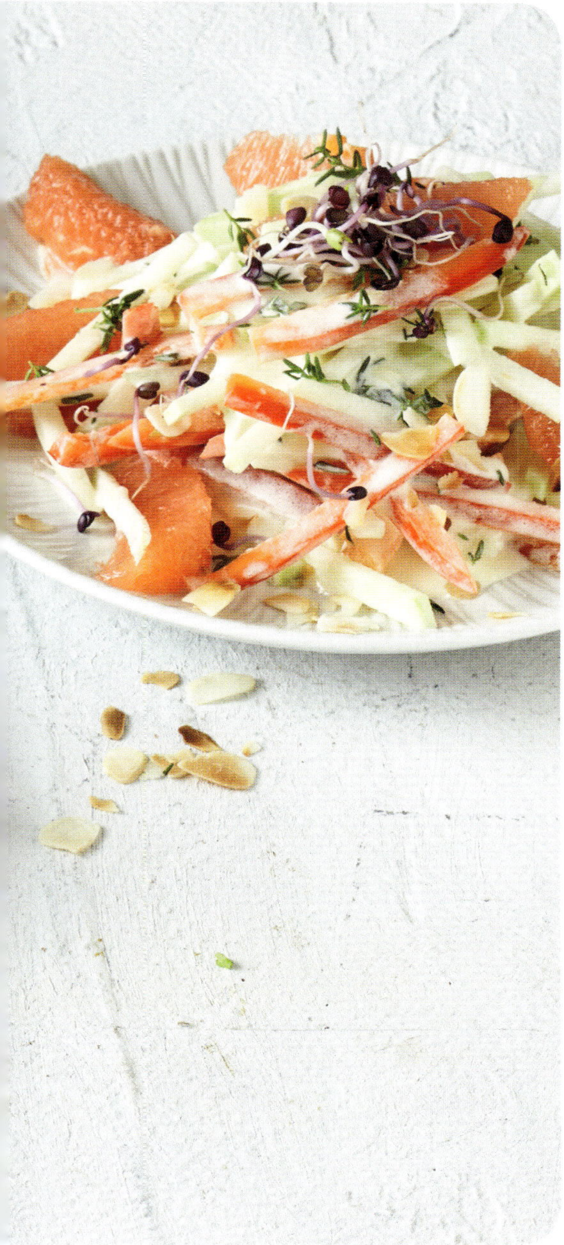

Rohkost und Salate aus Obst und Gemüse lassen sich hervorragend am Abend oder bei empfindlichen Zutaten schnell am Morgen zubereiten, in eine Box verpacken und zur Arbeit mitnehmen. Dabei haben Gemüse und Obst aus Bio-Anbau nicht nur ökologische Vorteile: Es muss nicht geschält werden, das spart Zeit. Es hat obendrein gesundheitliche Vorteile, weil wertvolle Stoffe direkt in der Haut und unter der Schale stecken. Wertvolle Flavonoide sitzen vor allem in Randschichten von Gemüse, Pflanzen und äußeren Blättern.

In den Rezepten wurde natürlich auf besondere Detox-Kraft der Zutaten geachtet:

Chicorée hat einen hohen Basenfaktor und ist nahezu das ganze Jahr erhältlich.

Rettich ist ganzjährig verfügbar. Er ist sehr kalorienarm, enthält viel basisches Kalium, Eisen und Vitamin C. Er fördert den Gallefluss und unterstützt die Leber bei ihrer Entgiftungsfunktion. Seine ätherischen Öle und Bitterstoffe sind unvergleichlich. Ein Universalentschlacker.

Avocados enthalten hochwertige pflanzliche Omega-3-Fettsäuren sowie reichlich basische Mineralien wie Kalium, Kalzium und Eisen.

Melonen-Rucola-Salat

500 g Fruchtfleisch einer Wassermelone • 250 g Rucola • 2 EL Mandeln oder Sonnenblumenkerne • 4 EL Olivenöl • ½ Zitrone, Saft • Meersalz • Pfeffer

● Kerne der Melone entfernen und Fruchtfleisch würfeln. Rucola fein schneiden. Mandeln in einer Pfanne ohne Öl etwas rösten. Öl, Zitronensaft, Salz und Pfeffer verrühren und mit dem Salat vermengen.

Rettich-Salat mit Apfel

1 weißer Rettich • 1 Bund Radieschen • 1 Apfel • Petersilie, Schnittlauch oder andere Kräuter • 2 EL Rapsöl • 1 TL Zitronensaft • Meersalz • Pfeffer

● Rettich und Apfel grob raspeln. Radieschen in feine Scheibchen schneiden. Kräuter fein hacken. Aus den übrigen Zutaten ein Dressing rühren und das Gemüse unterheben.

Variante mit roter Paprika, mit Orange

Kohlrabi-Salat mit Frucht

2 kleine Kohlrabi • 1 rote Paprika • 1 Orange, Grapefruit oder Nektarine • 1 EL Öl • 2 TL Zitronensaft • 2 EL saure Sahne • Mandelblättchen, • Thymian • Sprossen nach Belieben

● Kohlrabi und Paprika in feine Streifen schneiden. Kohlrabigrün fein hacken. Frucht in Stücke schneiden. Aus den übrigen Zutaten ein Dressing rühren und mit dem Salat vermischen.

Fenchel-Orangen-Salat

1 Fenchel mit Grün • 1 Stück Eisbergsalat • 1 Orange • 1 EL Öl • 1 EL Zitronensaft • Meersalz • Pfeffer • Mandelblättchen, Haselnüsse, Rosinen

● Obst und Gemüse klein schneiden. Zitronensaft, Öl, Salz und Pfeffer verrühren und mit dem Salat vermischen. Optional Mandelblättchen, Rosinen und Nüsse dazugeben.

Avocado-Salat mit Pfirsich

2 Avocados • 2 Tomaten • 4 Frühlingszwiebeln • 2 Pfirsiche • 1 grüner Salat • 2 EL Zitronensaft • Petersilie • 1 TL Senf • 2 EL Olivenöl • Meersalz • Pfeffer

● Gemüse, Pfirsiche und Salat klein schneiden. Petersilie mit Stängeln hacken. Avocados mit Zitronensaft beträufeln. Alles auf dem grünen Salat anrichten. Aus Senf, Öl, Salz und Pfeffer ein Dressing rühren und über den Salat geben.

Chicorée-Salat mit Orange

2 Chicorée • 1 Orange • Dill (frisch oder 1 TL getrocknet) • Meersalz • Pfeffer • Chili • 1 EL Rapsöl • 1 EL Zitronensaft oder Apfelessig • 2 EL saure Sahne • Mandelblättchen

● Chicorée in Streifen schneiden. Orange schälen und würfeln. Dill hacken. Aus den übrigen Zutaten ein Dressing anrühren. Chicorée und Orangenwürfel unterheben. Mandelblättchen darübergeben.

Fruchtiger Tomatensalat

4 reife Tomaten • 300 g Wassermelone • 2 rote Zwiebeln • 2 EL Olivenöl • 1 EL Zitronensaft • Salz • Pfeffer • Kräuter (Minze oder Glattpetersilie)

● Tomaten achteln. Melonenfruchtfleisch entkernen und würfeln. Zwiebeln in feine Streifen schneiden. Aus den übrigen Zutaten ein Dressing rühren und über den Salat geben.

Dressing aus Gemüse

1 Zucchini oder Gurke • 3 Frühlingszwiebeln • 1 EL Olivenöl • 1 EL Zitronensaft • Salz • Pfeffer • frische Kräuter wie Minze, Basilikum und Dill

● Zucchini fein raspeln, Frühlingszwiebeln in feine Ringe schneiden. Mit den übrigen Zutaten vermischen und ziehen lassen. So bildet sich ganz natürlich eine aromatische Flüssigkeit.

Das passt dazu alle Salate und Rohkost

EXPRESS-BASEN-SUPPEN

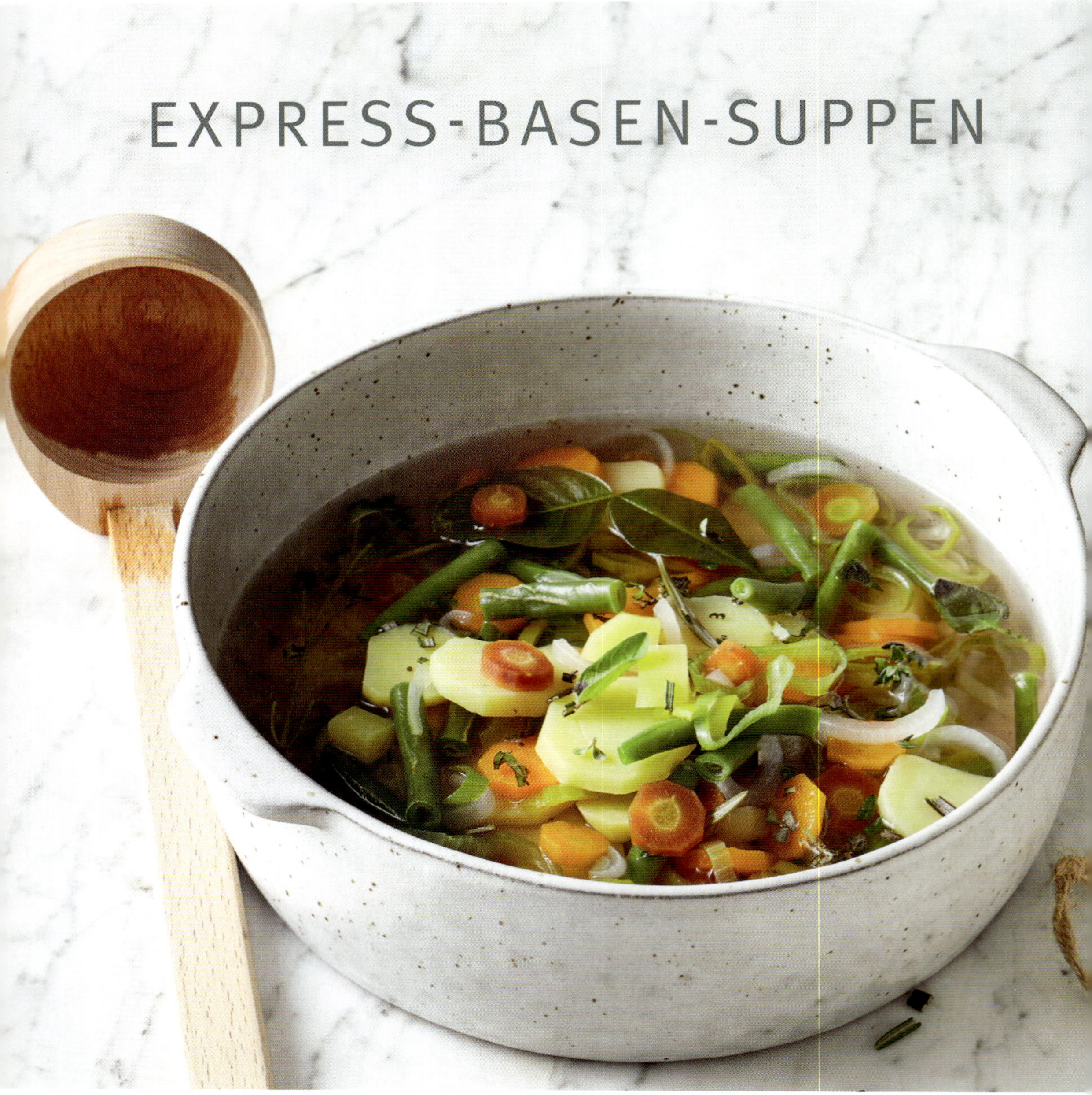

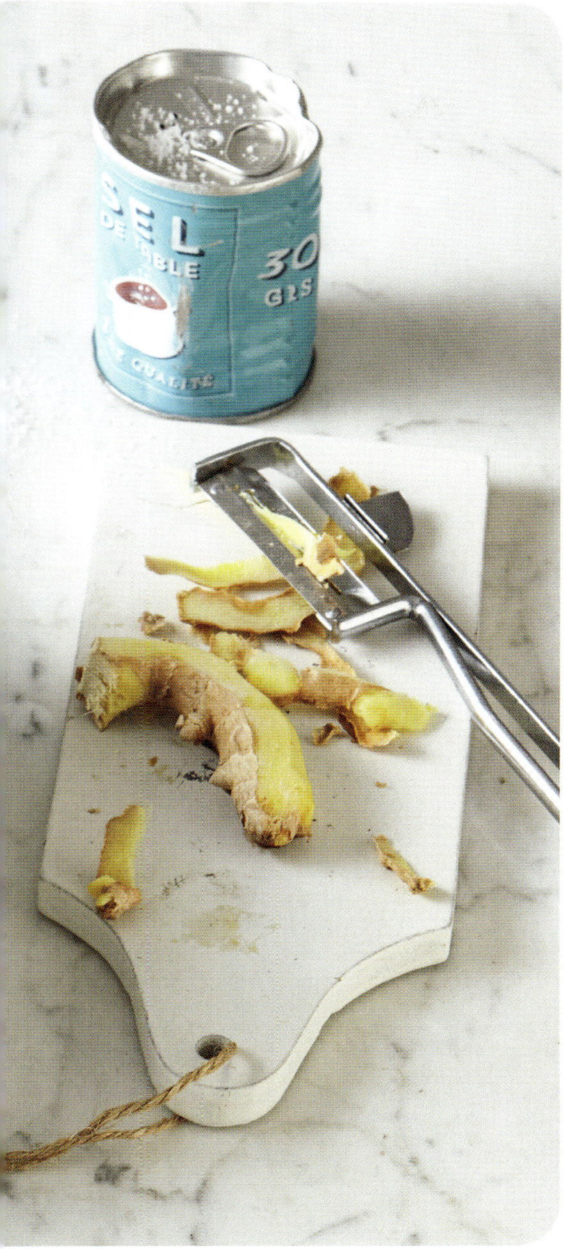

Eine Basen-Suppe kann alles sein: eine Hauptmahlzeit, eine Vorspeise oder ein Imbiss. Und es gibt nur gute Gründe, um eine Suppe zu essen: Sie liefert Vitamine, Mineralien und Basen, transportiert Flüssigkeit und Ballaststoffe in den Körper und hilft in einfacher Form, die täglich empfohlene Gemüsemenge aufzunehmen. Eine Suppe unterstützt eine körperbewusste Ernährung, macht trotz niedriger Energiedichte den Bauch zufrieden. Basen-Suppen sättigen angenehm, ohne zu belasten. Wer nach dem Mittagsessen nicht müde durchs Essen sein und leistungsfähig bleiben will, der löffelt einen Teller Suppe.

Basen-Suppen? Kann jeder. Die General-Basen-Formel für Suppen lautet:

Man nehme 1 l Gemüsebrühe (frisch oder Instant) + etwa 500 g Gemüse + Zwiebel + Meersalz und Pfeffer und weitere Gewürze wie Paprika, Ingwer. 15 Minuten später ist sie fertig.

Rote-Bete-Süppchen

Rote-Bete-Saft aus der Flasche • Kräuter • 1 kleine Pellkartoffel • einige Mandeln

- Rote-Bete-Saft aus der Flasche kann man auch als Suppe zubereiten. Einfach erwärmen, aber nicht kochen, sonst verlieren sich die wertvollen Inhaltsstoffe.

- Inzwischen Mandeln in einer Pfanne ohne Öl etwas anrösten.

- Wenn die Suppe warm ist, gehackte Kräuter, eine kleine Pellkartoffel (zerdrückt oder in Stücken) und die gerösteten Mandeln zugeben. Schon ist die kleine Mahlzeit zubereitet.

TIPP Wenn man den Saft nicht selbst herstellt, Säfte in dunklen Flaschen kaufen. Darin sind die Inhaltsstoffe besser geschützt.

Die Brühe aller Brühen

1 kg Gemüse wie Karotten, Sellerie, Lauch, Petersilienwurzel, Zwiebel, Kohlrabi und was sonst noch da ist • 2 l Wasser • Muskat • Chiliflocken • Petersilie • Thymian • einige Tropfen Leinöl

- Gemüse nach Bedarf putzen, waschen, schälen und klein schneiden. In einem großen Topf mit dem Wasser zum Kochen bringen. Einmal aufkochen lassen, dann etwa 20 Min. köcheln bzw. ziehen lassen.

- Wenn das Gemüse gar ist, Brühe durch ein Sieb abseihen, Gemüse ausdrücken. Die Gemüsebrühe nach Belieben mit Muskat, Chiliflocken, Petersilie, Thymian und ein paar Tropfen Leinöl aufwerten.

TIPP Auf Vorrat kochen und Einfrieren oder im Kühlschrank aufbewahren. Beim Erwärmen der Gemüsebrühe können noch frische Gemüsewürfel mitgegart und vor dem Servieren frische Kräuter zugegeben werden.

Gemüse-Suppe: Basic

1 l basische Gemüsebrühe (selbst gemacht, siehe links, oder Instant) • 500 g Gemüse • 1 Zwiebel • Meersalz • Pfeffer • Paprika • optional Ingwer • frische Kräuter

- Für 1 l Gemüsebrühe etwa 500 g frisches Gemüse und nach Belieben eine Zwiebel klein schneiden und beim Erwärmen kurz mitgaren.

- Gemüsesuppe nach Geschmack würzen, eventuell mit etwas Ingwer und frischen Kräutern verfeinern.

Tomaten-Basilikum-Süppchen

1 Handvoll frisches Basilikum • 500 ml Tomatensaft • 1 TL Olivenöl • Meersalz • Pfeffer

- Basilikum waschen, hacken, mit dem Tomatensaft in einen angewärmten Topf geben und erhitzen. Olivenöl zugeben und mit Meersalz und Pfeffer abschmecken.

Karotten-Süppchen

2 Karotten • 500 ml Karottensaft • 2 Feigen oder Datteln • 2 EL Gemüsebrühe • frische Kräuter • Curry • Paprika • Pfeffer • 1 Prise Meersalz

- Karotten schälen, klein schneiden und mit Flüssigkeit, Kräutern und Gewürzen in den Mixer geben. Ca. 15 bis 20 Sekunden pürieren, in einen Topf geben, erwärmen und mit Salz und Pfeffer abschmecken.

Pastinakencremesuppe

600 g Pastinaken • 1 Zwiebel • 150 g Kartoffeln (mehlig) • etwas Öl • 300–400 ml Gemüsebrühe • ½ Bio-Zitrone, Abrieb • Salz • Pfeffer • Muskatnuss

- Gemüse schälen, putzen und klein schneiden.

- Zwiebelwürfel in Öl anbraten. Pastinaken- und Kartoffelwürfel zugeben. Brühe aufgießen, kurz köcheln lassen, bis das Gemüse weich ist. Pürieren, mit Gewürzen abschmecken und mit Zitronenabrieb verfeinern.

SUPER-SCHNELLE DETOX-SNACKS

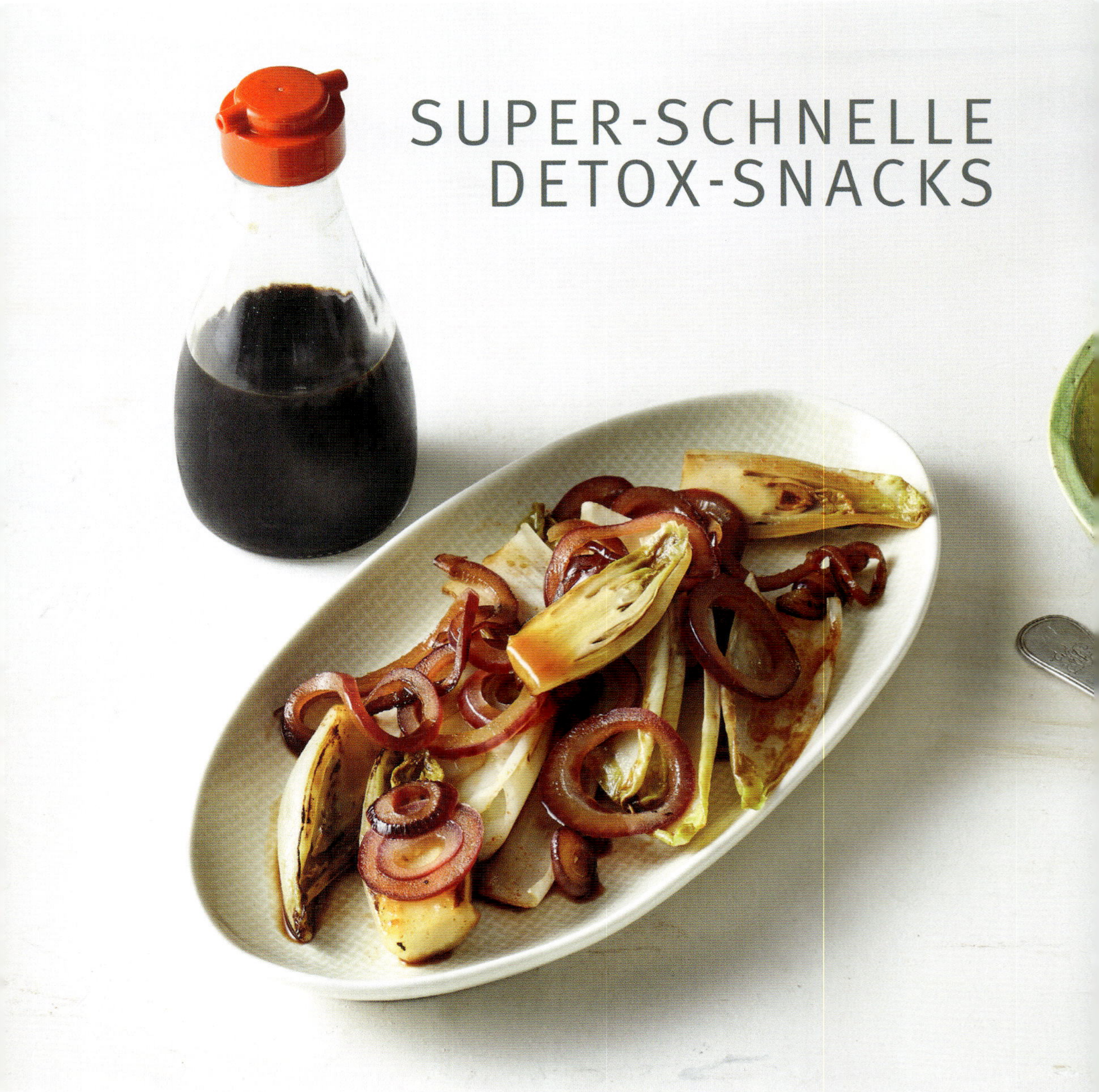

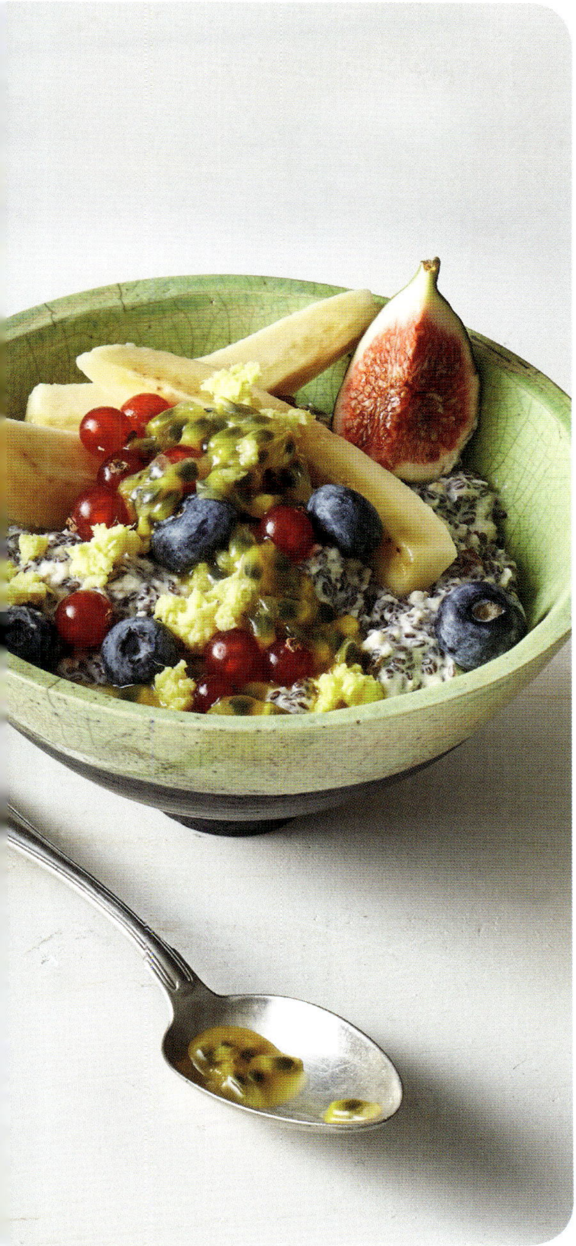

Hey, auch im Kleinen kann man wahrhaft detoxen. Und dazu benötigt man keineswegs teures, exotisches Import-Superfood, von dem alle Welt plötzlich redet. Regionale Produkte sind hinsichtlich ihrer entgiftenden und entsäuernden Inhaltsstoffe dem exotischen Marketing-Food ebenbürtig. Denken Sie auch daran, zwischendurch mal 1–2 TL Basenpulver in Ihr Müsli oder Ihren Quark zu geben. Das hilft zusätzlich, Säuren im Körper zu neutralisieren. Magerquark unterstützt übrigens mit seinen vielen Aminosäuren die Leber, also gern täglich eine kleine Menge davon essen. Wenn man dann noch Kurkuma (hat antientzündliche Effekte), schwarzen Pfeffer, Honig, Leinöl oder Leinsamen und Zimt dazugibt, ist das ein ideales Frühstück zur Leberstärkung.

Super-Import	**Super-Heimat**
Goji-Powerbeeren	Johannisbeeren
Spirulina	Spinat
Weizengras	Brennnesseln, auch als Tee
Moringa	Petersilie, Kresse
Maca-Wurzel	Rüben, Rettich, Chicorée
Acai-Beeren	Heidelbeeren

Basen-Bowl

1 Tasse Mandelmilch • ½ gefrorene Banane • 1 Tasse gefrorene Beeren • 1 EL probiotischer Bio-Joghurt

● Alles im Mixer cremig rühren. In eine Schüssel füllen und nach Belieben mit Erdbeeren, Blaubeeren, ungesüßtem Kakaopulver und Weizenkeimen anrichten.

Basisches Müsli

4 EL Haferflocken • 1 EL Erdmandel • 1 geraspelter Apfel • ca. 200 ml Buttermilch oder Mandelmilch • Zimt • Kardamom

● Haferflocken, Erdmandel und Apfelraspel mit Butter- oder Mandelmilch verrühren. Mit Zimt und Kardamom abschmecken.

Overnight-Oats

1 EL Flohsamen • 4 EL Haferflocken • 200 ml Mandelmilch • Obst oder Trockenfrüchte nach Wahl

● Flohsamen und Haferflocken über Nacht mit etwas Wasser quellen lassen (oder morgens auf die Schnelle: 10 Min.). Morgens mit Mandelmilch auffüllen. Nach Belieben mit Obst oder Trockenfrüchten auffrischen.

Variante frischen Ingwer darüberraspeln, Beeren und Bananen zugeben

Pflaume im Mixer

12 Trockenpflaumen (ohne Stein) • 400 ml Sojajoghurt • Zimt • Zitronensaft

● Pflaumen waschen und einweichen (30 Min. oder über Nacht), mit dem Einweichwasser pürieren. Sojajoghurt unterrühren. Mit Zimt und Zitronensaft abschmecken.

Variante mit frischen Himbeeren und Quark

Avocado-Mousse

2 reife Avocados • 1 TL Zitronensaft • 1 Knoblauchzehe • Salz • Pfeffer • Paprika • frische Kräuter wie Schnittlauch

● Avocadofruchtfleisch mit Zitronensaft beträufeln und mit einer Gabel zerdrücken. Mit Gewürzen abschmecken. Gehackte Kräuter unterheben.

Das passt dazu Gemüsesticks oder warme Pellkartoffeln

Spinatcreme

300 g Spinat • 2 TL Olivenöl • 100 g Sauerrahm • 1 Knoblauchzehe • Meersalz

● Spinat putzen und waschen. In einer Pfanne mit Olivenöl braten, bis er zusammenfällt. Auf ein Sieb geben und abtropfen lassen.

● Sauerrahm mit Salz und zerdrücktem Knoblauch abschmecken und mit dem Spinat mischen. Ziehen lassen.

Gebratener Chicorée

2 Chicorée • 1 rote Zwiebeln • 2 TL Rapsöl • Meersalz • Paprika • Sojasauce nach Belieben

● Chicorée putzen, waschen. Zwiebeln in Ringe schneiden. Öl in einer Pfanne erhitzen, Zwiebel anrösten, Chicorée dazugeben, mehrmals wenden, würzen.

Sekunden-Grünzeug

250 g Brokkoli • 200 g Blattspinat • 1 TL Olivenöl • 1 Knoblauchzehe • 2 TL Sesam • Salz • Pfeffer • Trauben und Sprossen nach Belieben

● Brokkoliröschen 5 Min. garen. Spinat mit Knoblauch in einer Pfanne mit Olivenöl Pfanne braten, bis die Blätter zusammenfallen. Brokkoli und Sesam untermischen, mit Salz und Pfeffer abschmecken. 1 Handvoll Trauben und Sprossen dazugeben.

Service

Bücher der Autorin

Lohmann M. **Der Basen-Doktor.** Stuttgart: TRIAS; 2017

Lohmann M. **Das Säure-Basen-Kochbuch.** Stuttgart: TRIAS; 2014

Lohmann M. **Laborwerte verstehen.** Mankau; 2017

Lohmann M. **Schüßler-Salze: Natürlich abnehmen.** Stuttgart: TRIAS; 2017

Lohmann M. **Obst- und Gemüsesäfte, die gesund machen.** Midena; 1998

Lohmann M. **Heiltees, die wirklich helfen.** Weltbild; 1999

Lohmann M. **Einstieg in die Naturheilpraxis.** Urban & Fischer; 2006

Register

A
Abnehmen 20
Apfelessig 36
Arbeit 20
Atmen 23, 35
Autophagie 11
Avocado 78
Azidose 12

B
Ballaststoffe 29
Basenbildnern 44
Basenpräparat 35
Basenwasser 49
Bauchspeicheldrüse 25
Bewegung 36
Bicarbonat 35
Bindegewebe 31
Bitterstoffe 28, 45
Buchweizen 71

C
Cellulite 31
Chicorée 36, 77
Chili 47
Chinakohl 52, 68
Cumin 53, 79

D
Darmflora 26, 28, 68
Darmgesundheit 12, 26
Detox 10
– FAQs 20
Detox-Allrounder 34
Detoxen 12
Detox-Food 40
Detox-Getränke 48
Detox-Mudra 37
Detox-Programm 10
Detox-Tag 40
Detox-Tee 50

E
Eiswürfel, basische 47
Eiweiß, tierisches 12
Entgiftung 11
– mentale 38
Entgiftungsorgan 23
Entgiftungs-Sonntag 40
Entschlackung 11

F
Fermentation 31
Fette 45
Fettleber 13, 24
Flavonoide 77
Fruchtzucker 13
Fruktose 13

G
Gallenblase 25
Gemüse 77
– milchsaures 31
Gemüsebrühe 45

Gewebeübersäuerung 12
Gewürze 37, 47
Gicht 17
Giftstoffe 29

H
Harn 22
Harnsäurespiegel 17
Haut 32
Heilerde 36
Hunger 20

I
Immunsystem 40
Ingwer 48

K
Kaffee 20
Kartoffeln 41, 57
Käse 47
Kochsalz 48
Kohl 67
Kräutertee 50
Kurkuma 47

L
Lachen 38
Leber 20, 23
Leberstärkung 87
Leberwickel 24
Lunge 23
Lymphe 31

M
Mandeln 35
Mikrobiom, intestinales 26
Mikro-Entzündung 40
Milchprodukte 47
Milchsäuregärung 31
Milz 26

N
Natriumhydrogencarbonat 35
Natron 35
Nieren 22

O
Obst 77
Öl-Ziehen 37
Organe 22

P
Pankreas 25
Party-Detox 40
Pflanzenstoffe, sekundäre 28
Phosphate, freie 13
pH-Wert 16
Probiotika 31

Q
Quark 41
Quinoa 72

R
Radicchio 45
Reizdarm 26
Rettich 77
Rote Bete 63, 82
Rucola 45, 58

S
Salz 48
Sauerkraut 31, 67
Säure-Basen-Haushalt 11
Säurebildner 19
Schlacken 29
Schlaf 42
Schmerzmittel 20
Schweiß 32
Sesamsalz 49
Smoothies 63
Softdrinks 45
Soßenbinder 47
Spermidin 12
Sport 20
Stress 10
Superfood 85
Süßstoff 49

T
Tagesplan 42
Toxine 36
Trockenfrüchte 35

U
Übersäuerung 12, 16, 19
Übersäuerungssymptome 16
Urin 22

V
Verdauung 28
Vorbereitung 44, 93

Z
Zimt 50
Zitrone 47
Zucker 28, 32

Rezept-Register

A
Apfel-Kartoffel-Pfanne 58
Avocado-Mousse 87
Avocado-Salat mit Pfirsich 79

B
Basen-Bowl 86
Basisches Müsli 86
Beeriger Smoothie to go 73
Blitz-Detox-Smoothie 64
Brokkoli-Salat 68

C
Chicorée-Salat mit Orange 79
Curry-Chinakohl 68

D
Detox-Bombe 65
Die Brühe alle Brühen 82
Dressing aus Gemüse 79

E
Express-Karottensuppe 74

F
Fenchel-Orangen-Salat 78
Fixe Tomatensauce 75
Fruchtiger Tomatensalat 79

G
Gebratener Chicorée 87
Gemüsesticks 72
Gemüse-Suppe – Basic 83
Grapefruit-Drink 65
Grüner Detox-Smoothie 64
Grünzeug-Putzer 64
Gurken-Drink 64

K
Karotten-Süppchen 83
Kartoffelcreme 61
Kartoffeln vom Blech 61
Kartoffel-Rucola-Püree 58
Kartoffelsalat mit Basenplus 60
Kartoffelsuppe 59
Kohlrabi-Salat mit Frucht 78
Kräuter-Pur-Dip 72

M
Marinierter Topinambur 73
Melonen-Rucola-Salat 78

O
Overnight-Oats 86

P
Pastinakencremesuppe 83
Pellkartoffeln mit Dip 59
Petersilien-Joghurt-Dip 72
Pflaume im Mixer 86
Portugiesische Kartoffeln 60
Power-Smoothie 65

R
Ratatouille-Salat 74
Rettich-Salat mit Apfel 78
Rohe Kohlrabi-Nudeln 73
Rote-Bete-Süppchen 82

S
Sauerkraut-Suppe 69
Sauerkraut-Trauben-Salat 68
Scharfer Spitzkohl 68
Schnelle Gemüse-Pasta 75
Schnittlauch-Dip 72
Sekunden-Grünzeug 87
Spinatcreme 87

T
Tomaten-Basilikum-Süppchen 83

W
Warme Basen-Milch 65
Wirsing mit Äpfeln und Mandeln 69

Bibliografische Information der Deutschen Nationalbibliothek
Die Deutsche Nationalbibliothek verzeichnet diese Publikation in der Deutschen Nationalbibliografie; detaillierte bibliografische Daten sind im Internet über http://dnb.d-nb.de abrufbar.

Programmplanung: Uta Spieldiener
Redaktion: Anne Bleick, Stuttgart
Bildredaktion: Christoph Frick, Nadja Giesbrecht
Umschlaggestaltung und Layout:
CYCLUS Visuelle Kommunikation, Stuttgart

Bildnachweis:
Umschlagillustration: Daniela Sonntag, Stuttgart
Autorenfoto: Marek & Beier Fotografen, München
Fotos im Innenteil: Meike Bergmann, Berlin
Foodstyling: Caroline Franke, Berlin
Grafiken im Innenteil: Grafikbüro Schaaf, Karlsruhe

1. Auflage 2018

Printed in Germany

Satz und Repro: Reemers Publishing Services GmbH, Krefeld
gesetzt in Adobe Indesign CC 2017
Druck: AZ Druck und Datentechnik, Kempten

Gedruckt auf chlorfrei gebleichtem Papier

ISBN 978-3-432-10608-3

Auch erhältlich als E-Book:
eISBN (Epub) 978-3-432-10610-6

1 2 3 4 5 6